科普中国行动·家庭医生丛书

6

高血压那些事

病例详解篇

主　　编　李建平
本册主编　翁浩宇

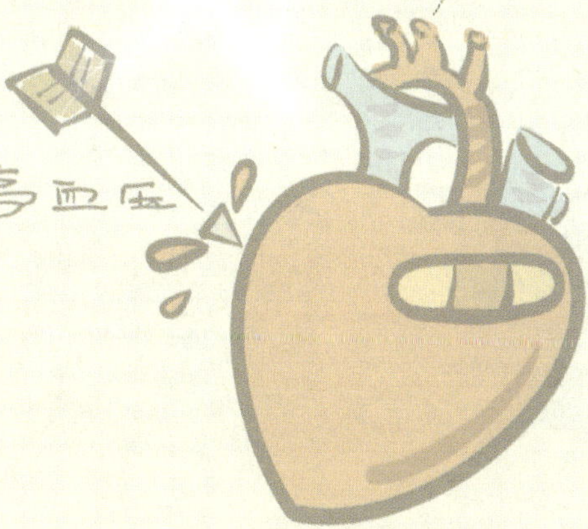

天津出版传媒集团
天津科学技术出版社

以医学科普

济世救人

以医学科普，济世救人

序

党的二十大报告将“健康中国”作为我国2035年发展总体目标的一个重要方面，提出“把保障人民健康放在优先发展的战略位置，完善人民健康促进政策”。

当前我国心脑血管疾病发病持续处于攀升阶段，全面防治心脑血管疾病是实现“健康中国2030”的重要部分。要对心脑血管病加以治疗和预防就要先从预防治疗高血压开始。

为了响应国家号召，为“健康中国”行动添点柴加点油，我们组织了全国各地三甲医院、各地医学院的同仁，编写出版了这套丛书。

整部丛书涵盖了高血压病的全周期，分别单独成册，组成一个内容联系紧密的系列丛书。丛书由7本书组成，分别是《高血压那些事·常识篇》《高血压那些事·诊断治疗篇》《高血压那些事·预防保健篇》《高血压那些事·中医治疗篇》《高血压那些事·营养食谱篇》《高血压那些事·病例详解篇》《高血压那些事·患者500问》。

在撰写这套丛书时，我们始终秉持着一个简单而明确的目标：用通俗易懂的语言，让读者轻松了解高血压的复杂性，学会如何在日常生活中有效管理疾病。我们深知，高血压不仅仅是一个血压数值的变化，它更是我们身体是否健康的一个警示信号。掌握有关高血压的科学知识，不仅能帮助我们更好地控制血压，还能预防许多严重的心脑血管疾病，提升生活质量。

本丛书从高血压的各种基本概念入手，配以各种可爱优美的漫画，以浅显直白的语言逐步深入探讨高血压疾病的各个方面。无论您是刚刚被诊断为高血压，还是已经与之共处多年的患者，本书都能为您提供科学、实用的建议，帮助您走出诊疗误区，找到适合自己的健康管理之道。

本丛书不仅适用于高血压患者本人，也能为医务工作者特别是基层一线的医务工作者提供有益的参考。

愿本丛书能成为您健康之路上的一盏明灯，照亮您人生健康长寿的方向。

记住，高血压并不可怕！科学的管理和正确的生活方式将让您享有长久的健康与幸福。

北京大学第一医院副院长
北京大学第一医院主任医师
北京大学医学部博士生导师
美国哈佛大学医学博士后
国家健康科普专家库成员

——[signature]

前言

高血压是一种全球普遍存在的慢性疾病，影响着数亿人的健康。随着生活方式的改变、饮食习惯的多样化以及社会经济的发展，高血压的发病率逐年上升，已经成为全球心脑血管疾病的重要危险因素之一。高血压不仅可能导致心脏病、中风、肾脏病等严重并发症，还会对患者的生活质量造成重大影响。因此，提高人们对高血压的认识和管理能力显得尤为重要。

本书旨在为读者提供一个全面而系统的高血压知识平台，尤其是通过详细的病例分析，帮助读者深入理解高血压的多样性和复杂性。内容包括典型的原发性与继发性高血压病例、高血压急症的处理、高血压引发的并发症、特殊人群的高血压管理以及特殊类型的高血压病例等。通过这些真实的临床案例，读者不仅能了解到高血压的不同表现形式，还能够掌握相应的诊疗策略和管理方法。

本书中，我们特别强调了高血压的早期诊断和及时干预的重要性。许多患者在初期并没有明显的症状，往往在并发症发生后才意识到问题的严重性。因此，我们希望通过这些病例的介绍，能够提高读者对高血压的警觉性，并促使他们在日常生活中进行有效地监测与管理。

此外，本书也力求为医学专业人士提供有价值的参考资料，帮助他们在临床实践中更好地识别和处理高血压相关的各种情况。希望无论是普通读者还是医疗工作者，都能从中受益，增强对高血压这一重要公共卫生问题的理解和应对能力。

编写委员会

主编

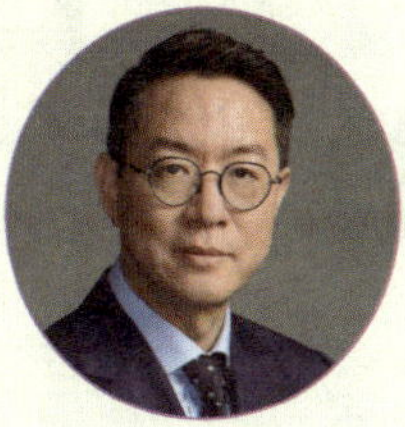

李建平

北京大学第一医院副院长、北京大学第一医院主任医师、北京大学医学部博士生导师、美国哈佛大学医学博士后、国家健康科普专家库成员。

分册主编

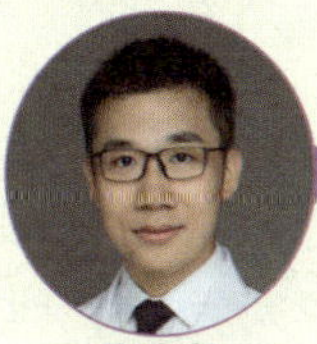

翁浩宇

《高血压那些事 · 常识篇》主编
《高血压那些事 · 预防保健篇》主编
《高血压那些事 · 病例详解篇》主编

北京大学第一医院心血管内科副主任医师，北京大学医学部博士。临床擅长冠心病、冠心病介入治疗、心脏瓣膜病、肺动脉高压等疾病的诊治。

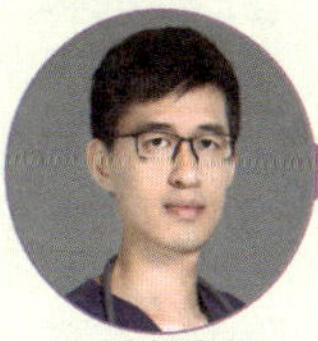

刘志浩

《高血压那些事 · 诊断治疗篇》主编
《高血压那些事 · 患者 500 问》主编

北京大学第一医院主治医师，北京大学临床医学博士、博士后。擅长冠心病介入治疗，以及高血压、心律失常、心力衰竭、心肌病等疾病的诊治。

张学智

《高血压那些事 · 中医治疗篇》主编

岐黄学者，医学博士、教授、主任医师、博士生导师。现任北京大学中西医结合研究所所长，北京大学中西医结合学系副主任，北京市中西医结合临床研究所常务副所长。国家重点专科中医老年病学术带头人，北京市复合型中医药学术带头人。北京地区首届群众喜爱的中青年名中医。

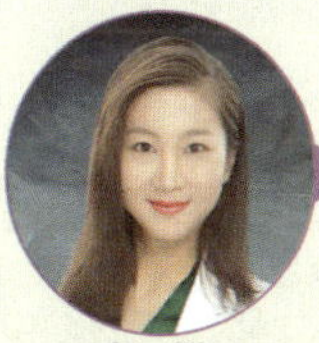

窦　攀

《高血压那些事 · 营养食谱篇》主编

北京大学第一医院临床营养科副主任医师，中国营养学会理事，北京医学会临床营养分会委员，北京市健康科普专家，中国科协“青年人才托举工程”托举人才，第七届“敬佑生命 · 荣耀医者”科普人文奖获得者。

编委（按姓氏笔画排序）

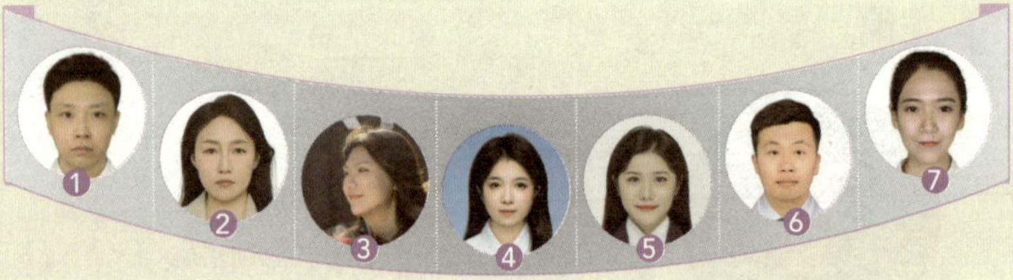

❶ 王晓岑

男，医师，天津市心脏学会体外循环专业委员会委员。本科毕业于青岛大学临床医学系，硕士毕业于河北北方学院人体解剖与组织胚胎学专业。从事临床工作 8 年，曾就职于北京丰台右安门医院心脏介入科，并于中国人民解放军总医院（301 医院）完成进修。现就职于中国人民武装警察部特色医学中心胸心血管外科，主要擅长心脏大血管的诊疗。

❷ 齐彩芝

女，北京中医药大学中医学中药专业。

❸ 闫悦

女，英国爱丁堡大学医学院公共卫生硕士。专注于高血压及心脑血管领域的科普创作，擅长将复杂的医学知识用通俗易懂的语言传递给大众，致力于提升全民健康意识与疾病预防能力。

❹ 陈彦宇

女，医师，毕业于福建医科大学临床医学系，从事临床工作 5 年。

❺ 陈梦云

女，北京协和医学院医学硕士，本科毕业于郑州大学临床医学系。

❻ 徐家宝

男，养生保健医生，天津中医药大学中医学硕士，长期专注于中西医结合临床营养治疗，擅长高血压及各种老年病的日常保健。

❼ 徐巧茜

徐巧茜，女，医师，广西中医药大学中西医结合临床专业心血管内科方向医学硕士，长期从事血管疾病的中医、中西医结合临床、科研以及药膳研发工作。

目录

CONTENTS

第一章 典型高血压病例

第一节 原发性高血压 001

案例一 20 年病史的典型原发性高血压病例 001

案例二 一年半未控制的原发性高血压病例 010

案例三 年轻男性初诊原发性高血压病例 022

第二节 继发性高血压 030

案例一 年轻男性肾动脉狭窄引发的高血压病例 030

案例二 年轻女性肾动脉狭窄引发的高血压病例 041

案例三 嗜铬细胞瘤引发的继发性高血压病例 048

案例四 原发性醛固酮增多症引发的高血压病例 057

案例五 大动脉炎和甲状腺功能亢进继发的高血压病例 067

第二章 高血压急症病例

案例一 高龄女性高血压急性发作引起的高血压危象病例……075
案例二 高血压急症导致的脑出血病例……086
案例三 高血压危象合并急性左心衰竭病例……094
案例四 高血压病患者突发主动脉夹层破裂病例……104

目录

第三章 高血压并发症病例

第一节 心血管并发症……112
案例一 高血压合并冠心病病例……112
案例二 社区医院治疗的一例高血压合并房颤病例……124
案例三 未服药控制的高血压合并不典型腹主动脉瘤病例……134
第二节 脑血管并发症……146
案例一 高血压合并短暂性脑缺血发作及脑梗死病例……146
案例二 老年女性高血压症合并缺血性脑卒中病例……156
第三节 肾脏并发症……168
案例一 一位年轻男性患者的高血压肾损伤病例……168
案例二 老年女性高血压合并肾功能不全病例……180
第四节 眼部并发症……194
案例一 高血压性视网膜病变病例……194

第四章 特殊人群高血压病例

第一节 青少年高血压 205

案例一 青少年继发性高血压病例 205

案例二 青少年原发性高血压病例 217

第二节 妊娠期高血压 233

案例一 一位高龄孕妇的妊娠期高血压病例 233

第五章 特殊高血压病例

案例一 白大衣高血压 245

案例二 隐匿性高血压病例 254

案例三 老年人直立性低血压病例 269

结语

以医学科普，济世救人

第一章 典型高血压病例

第一节 原发性高血压

案例一 20年病史的典型原发性高血压病例

患者简介

张先生是一位退休工人，年龄60岁，身高165cm，体重75kg，他20年前被诊断为原发性高血压病。

患者病史

患者主诉：头晕，头胀痛20余年，最近一天他感到病情加重伴有心悸。

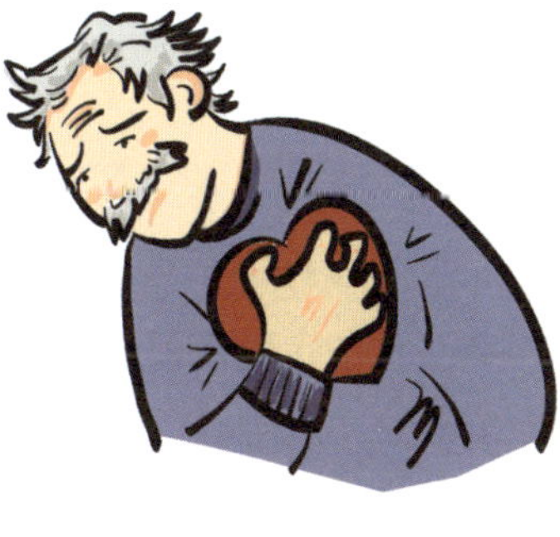

现病史：患者20年前开始经常在早晨起床后感到头晕、头胀，尤其是头额和太阳穴部位疼痛，还出现记忆力下降、注意力难以集中、睡眠不好。情绪激动或劳累后，头晕和头胀痛会加重。当地医院诊断为“高血压”，接受了降压治疗后症状明显好转。一天前，患者早晨起床时再次出现头晕、头胀痛，并伴有双眼模糊、心悸，但没有恶心、呕吐，也没有怕冷、发热、腹泻或胸痛。自己服用了罗布麻片后，症状没有缓解，于是今天到医院门诊就诊。门诊医生诊断为“高血压”和“高血压性心脏病（代偿期）”，并安排住院治疗。发病期间，患者精神状态尚好，但食欲较差，大小便正常。

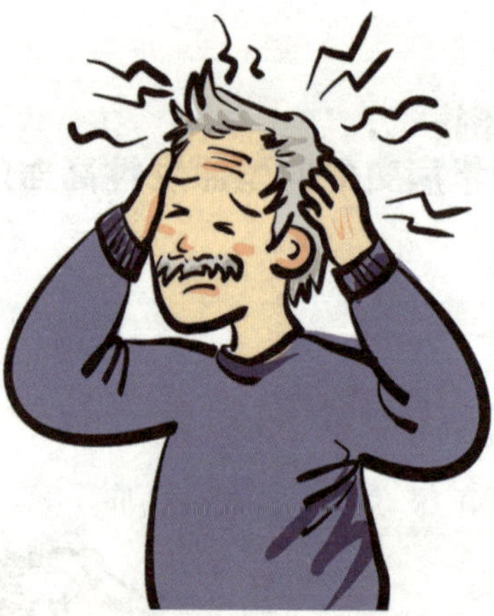

既往史：有“原发性高血压”病史，长期服用罗布麻片；“慢性支气管炎”病史；先天性失明。无内分泌、传染、遗传病史，否认药物、花粉及食物过敏史，无外伤及手术史，无输血史。

个人史：生于重庆铜梁，未到过疫区，无烟酒等不良嗜好，无吸毒史；未婚。

家族史：父母双亡，死因不详；否认家族、遗传、血液性疾病。

就诊情况

张先生已经被诊断为原发性高血压20余年，这期间长期有头晕、头胀痛的症状。一天前症状加重，来院就诊。医生在询问其病史之后对他进行了体格检查以及专科检查。

体格检查：体温36.5℃，脉搏每分钟60次，呼吸每分钟22次，血压为150/90mmHg。患者发育正常，有些肥胖，神志清醒，能配合检查，对问题回答准确，身体姿势正常，面容显得有慢性疾病特征。皮肤、黏膜、全身浅表的淋巴结，以及颈部、胸部、腹部和四肢的检查结果都正常，没有发现明显的病理问题。双侧瞳孔大小一致，直径为0.4cm，但对光的反射消失了。

辅助检查：心电图显示为正常的窦性心律。

实验室检查：白细胞（WBC）、淋巴细胞（LY）、中性粒细胞比例（GR%）、低分子蛋白比例（LM%）都在正常范围内。红细胞（RBC）为5.73×10^{12}/L，略高；血红蛋白（HGB）为182g/L，也偏高。血小板（PLT）正常。乙肝表面抗原和核心抗体均呈阳性。血糖、血沉正常，肝肾功能没有异常。

胸部X光检查：胸腔对称，气管居中，两侧肺部结构清晰，没有发现异常病变。肺门结构正常，纵隔的影像宽度正常，心脏大小也在正常范围内，横膈膜平滑，肋膈角清晰。

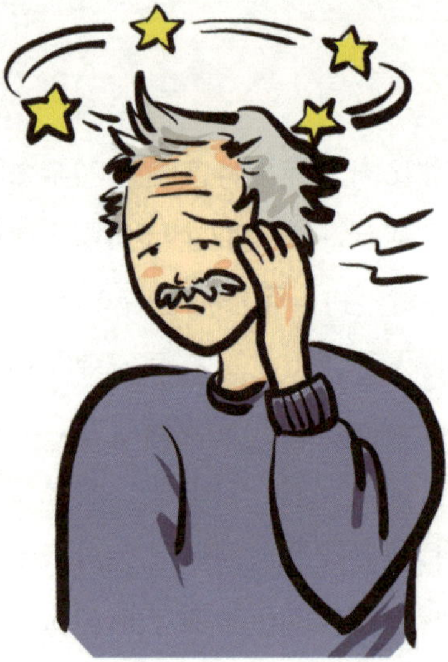

病例分析

医生根据患者的症状、体检和辅助检查结果进行了分析。由于患者长期反复出现头晕、头胀痛、耳鸣等症状，入院时血压为150/90mmHg，并有明确的高血压病史，因此可以诊断为原发性高血压。同时，由于患者有长期高血压病史并伴有相关症状，还可以诊断为代偿期高血压性心脏病。

医生还对几种其他疾病进行了鉴别诊断。首先是短暂性脑缺血发作（TIA），这是一种由脑血管问题引起的短暂性脑功能障碍，症状通常持续10～20分钟，最长不超过1小时，且不会留下神经功能缺损。然而，这位患者的症状持续时间较长，并且头部影像检查没有发现相关异常，因此不支持这一诊断。

其次，医生考虑了颈椎病，这种病常伴有头痛或偏头痛、转头时头晕、恶心、呕吐、视力模糊等症状。但患者的颈部X线检查结果显示，诊断不支持颈椎病。

最后，医生还考虑了美尼尔氏综合征，通常表现为头晕、恶心、呕吐，并可能有上呼吸道感染史。但患者的症状不符合这些特征，因此也不支持美尼尔氏综合征的诊断。

诊断结果

最终医生给出诊断结果为原发性高血压，高血压性心脏病。

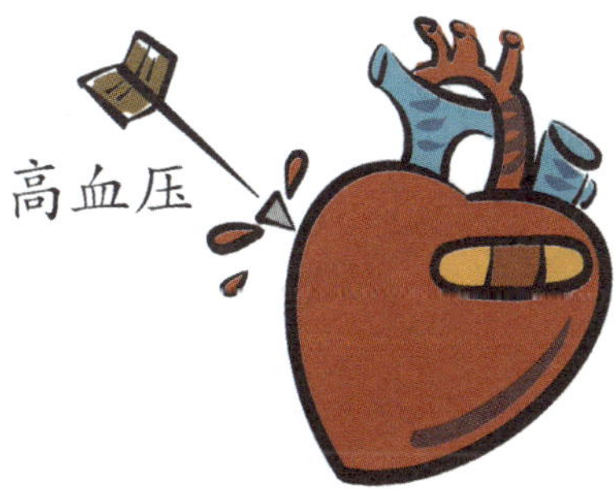

治疗方案

给予血管紧张素转换酶抑制剂及利尿剂降压、予β受体阻滞剂降低心肌耗氧量。对症支持治疗，并完善相关检查。严密观察患者临床表现，根据病情变化，随时调整治疗方案。

病情进展

住院第2天病情进展：患者表示头晕和头胀痛较之前有所缓解，没有出现心悸，精神状态良好，夜间睡眠质量好，食欲不错，小便正常，但还没有排大便。查体结果显示，体温36.6℃，脉搏每分钟68次，呼吸每分钟19次，血压168/88mmHg。双肺呼吸音清晰，没有听到干湿啰音或哮鸣音。治疗方面，医生给患者服用麻仁丸以帮助通便，其他治疗方案保持不变。

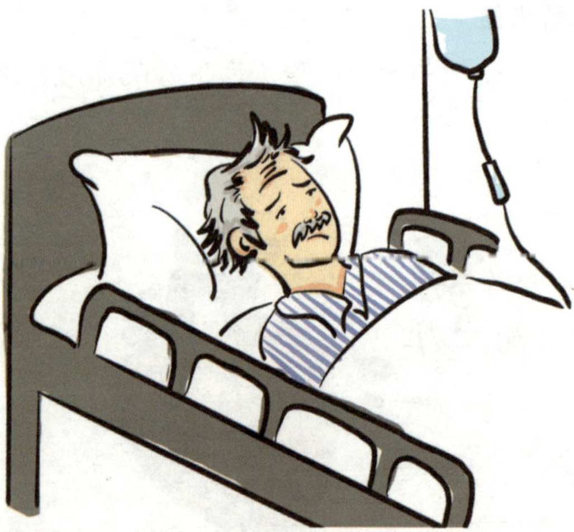

住院第3天病情进展：患者仍感到头晕，但没有头胀痛，双下肢出现放射性疼痛。精神状态和夜间睡眠良好，食欲正常，大小便正常。查体结果显示，体温36.9℃，脉搏每分钟70次，呼吸每分钟20次，血压138/86mmHg。双肺呼吸音清晰，心脏听诊未发现病理性杂音，但腰椎叩击时有疼痛，考虑为老年性腰椎退行性改变。治疗上增加腰息痛和维生素B_1片，其他治疗保持不变。由于患者年纪较大，医生密切观察病情变化。下午3点，患者突然发烧，体温升至38.3℃，立即给予复方氨林巴比妥注射液2ml肌肉注射，并口服抗病毒颗粒和复方氨酚烷胺片，但症状未缓解。下午5点10分，又给予柴胡针4ml肌注，并静脉滴注利巴韦林注射液0.6ml。

住院第4天病情进展：患者报告出现头痛和吞咽痛，精神状态和食欲变差，大小便仍正常。查体结果显示，体温37.9℃，脉搏每分钟68次，呼吸每分钟21次，血压130/90mmHg。扁桃腺充血，轻度肿胀，双肺呼吸音稍粗，但未听到干湿性啰音或哮鸣音，心脏听诊未发现病理性杂音。医生考虑为急性上呼吸道感染，治疗上增加头孢哌酮舒巴坦钠和利巴韦林注射液进行抗感染和抗病毒治疗，其他治疗方案保持不变。

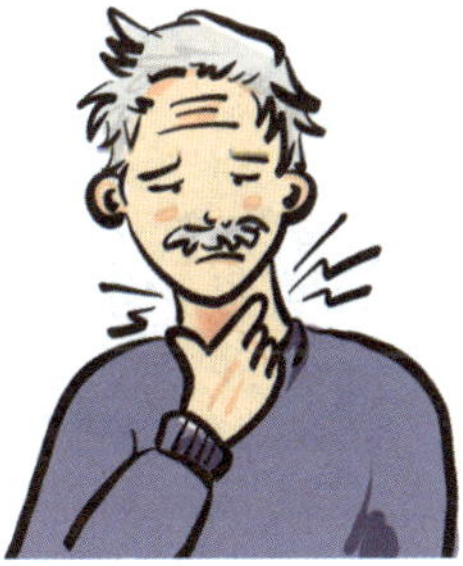

住院第5天病情进展：凌晨3点左右，患者报告发烧，体温升至38.8℃。给予柴胡4ml肌肉注射后症状缓解。今天查房时，患者仍感到头痛，但吞咽痛有所减轻，精神状态和食欲依然较差。查体结果显示，体温37.2℃，脉搏每分钟76次，呼吸每分钟21次，血压150/88mmHg。由于患者反复发烧且出汗较多，医生给其补充维生素C和氯化钾以维持水和电解质平衡，其他治疗保持不变。

住院第6天病情进展：患者表示头痛和吞咽痛已经消失，精神状态好转，食欲正常，大小便正常。体温36.5℃，脉搏每分钟80次，呼吸每分钟20次，晨测血压154/96mmHg。扁桃腺已无充血和肿胀，双肺呼吸音清晰。患者病情稳定，临床治疗达到预期效果，上级医师查房后同意患者今日出院。

预防与长期管理

（1）生活方式干预：建议低脂、低盐饮食、适量运动、戒烟限酒、保持体重指数在18.5～24.9。

（2）定期随访：每3～6个月随访1次，监测血压、心功能，调整治疗方案。

随访情况

1.首次随访（1个月后）

血压：150/95mmHg；药物调整：依那普利，氢氯噻嗪；建议：低盐饮食，快走30分钟/天。

2.第2次随访（3个月后）

血压：145/90mmHg；药物加用美托洛尔；建议：增加蔬果摄入。

3.第3次随访（6个月后）

血压：138/85mmHg；药物：依那普利、氢氯噻嗪、美托洛尔；检查：轻微左心室肥大，血脂、肾功能正常；心理：无焦虑抑郁，提供健康知识；建议：坚持运动。

预后情况

张先生的高血压和心脏病在综合管理下得到良好控制。血压稳定在目标范围内（＜140/90mmHg），心脏功能维持正常。通过持续的药物治疗和生活方式调整，心血管事件的风险显著降低，预后良好。定期随访和监测有助于及时发现和处理潜在问题，进一步改善预后。

讨论

高血压性心脏病是长期高血压引起的一系列心脏病理变化的总称，主要包括左心室肥大、心力衰竭、冠心病等。长期的高血压会增加心脏的工作负荷，导致心肌肥厚，心脏结构和功能逐渐受损。高血压性心脏病的管理和治疗需要综合多方面措施，包括药物治疗、生活方式干预和定期随访。

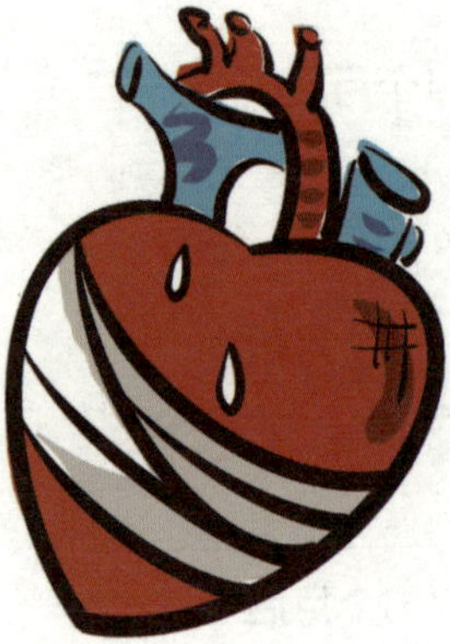

高血压性心脏病在早期表现不典型，仅有血压升高这一临床症状，当心功能代偿不全时，可出现左心衰竭的症状，轻者仅于劳累后出现呼吸困难，重者则出现端坐呼吸、心源性哮喘，甚至发生急性肺水肿；久病患者可发生右心衰竭，最终导致全心衰竭。

案例二 一年半未控制的原发性高血压病例

患者简介

李先生是一名办公室职员，年龄56岁，身高175cm，体重92kg，一年半前曾被诊断为原发性高血压病。

患者病史

患者主诉：反复头晕、恶心一年半。

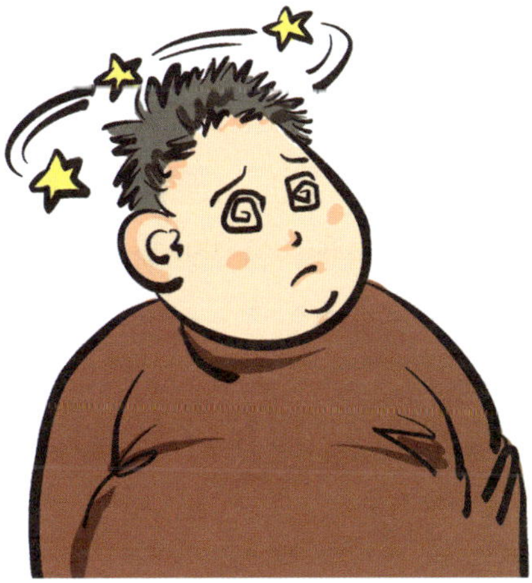

现病史：一年半前，患者因为突然头晕、看到东西旋转并伴有呕吐4小时，去附近医院就诊。当时神志清醒，没有肢体活动障碍。测得血压为205/118mmHg，脉搏85次/分。急诊头部CT检查未发现明显异常，心电图结果正常，血糖、血肌酐、血尿素氮（BUN）、血尿酸（UA）、电解质（钾、钠、氯、钙）等指标均在正常范围内。血常规和凝血时间检查正常。医生给予甘露醇静脉滴注，1小时后血压降至158/100mmHg，患者随后口服降压药物，嘱咐他定期随访。但患者没有按时服药，认为自己没有症状时就不服药，也没有监测血压。

半个月前，患者再次出现头晕和恶心，前往当地医院测得血压为230/120mmHg。检查时瞳孔大小正常，脉搏为80次/分，血常规显示白细胞轻度增高（11.96×10^9/L），中性粒细胞为80.2%。肝肾功能和血钾正常，头颅CT结果基本正常。

医生给予甘露醇和呋塞米静脉注射后，血压降至154/102mmHg。为进一步诊治，患者住院治疗。

既往史：无大量饮酒史和特殊药物使用史，无药物过敏史。

家族史：父亲患有高血压，因脑出血去世。

个人史：出生于当地，否认近期去过疫区或接触过传染病区，否认接触过工业毒物或放射性物质。吸烟30年，每天40支。无性病史。

婚育史：结婚适龄，有1儿1女，配偶健康，子女也都健康。

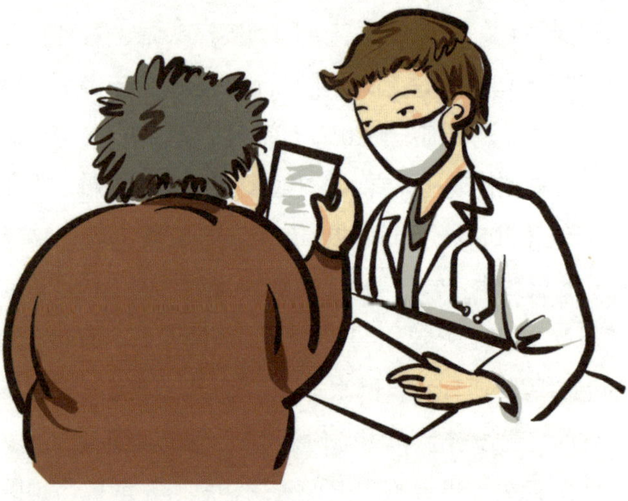

就诊情况

李先生由于半月前再次出现头晕、恶心曾到其他医院就诊，为进一步诊治由爱人陪同至我院就诊。医生询问其现病史发现其有30年吸烟史，测量其血压时发现，其血压目前为180/120mmHg，属于3级高血压。之后，医生进一步为李先生做了以下检查，结果如下：

一般检查：患者体温36.8℃，血压180/120mmHg，呼吸每分钟19次，脉搏每分钟68次，神志清楚，精神状态尚可。体型肥胖，体重指数为30kg/m²，腹围116cm。皮肤、黏膜、全身浅表淋巴结、头部五官、颈部、胸部、腹部及四肢检查均无异常，未发现明显的病理表现。

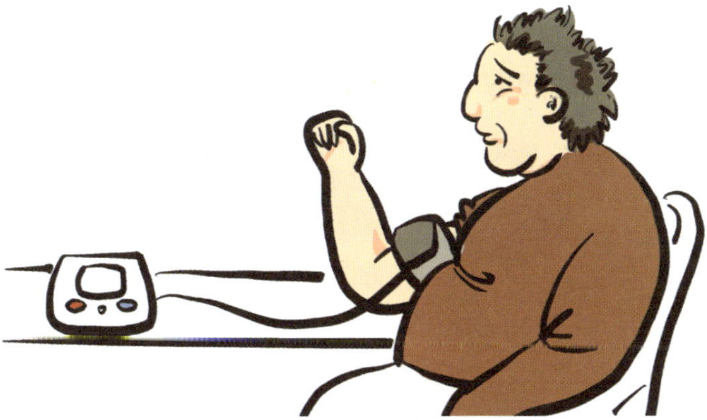

实验室检查：患者的血白细胞计数（WBC）、血红细胞（RBC）、血红蛋白（Hb）、血小板计数（PLT）、血糖、血肌酐、血尿素氮（BUN）、血尿酸（UA）、血钾、血钠、血氯、血钙均正常。尿常规检查显示蛋白阴性。血清总胆固醇（TC）、甘油三酯（TG）、高密度脂蛋白胆固醇（HDL-C）、低密度脂蛋白胆固醇（LDL-C）也都在正常范围。氨基末端脑钠肽前体(NT-proBNP)正常，但C反应蛋白(CRP)略高，为16mg/L。

辅助检查：心电图检查基本正常。肾脏和肾动脉彩超未见异常，肾上腺CT平扫也无异常。超声心动图检查显示左心房增大，左室壁厚度接近正常上限，左心室射血分数(LVEF)为63%，左心室舒张功能减退，并有轻微至轻度的主动脉瓣反流。颈动脉彩超显示颈动脉内膜中层厚度(IMT)为1.3mm。冠状动脉增强CT检查（CTA）显示前降支中段约50%的狭窄。

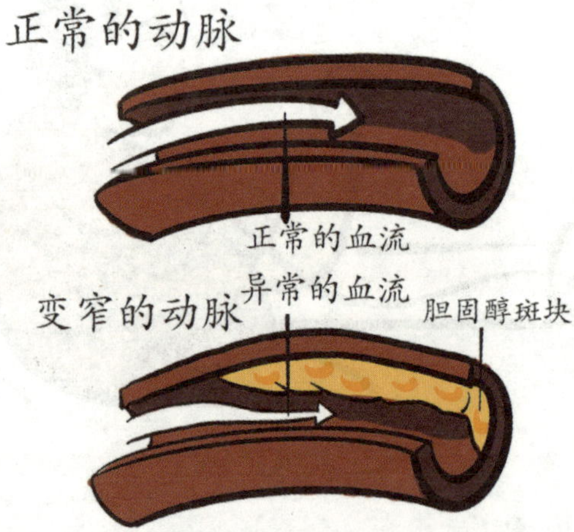

病例分析

医生分析了患者的病史特点。患者是一位56岁的男性，出现反复的头晕和血压升高的症状。尽管之前接受过高血压的合理处理和规律随访，但仍有2次急性发作，每次都伴随头晕、呕吐以及明显的血压升高。经过降压和降颅压治疗后，症状有所改善。体检中发现主要问题是血压升高，但经过治疗后血压能够控制在正常水平。实验室和影像学检查结果显示，肾功能、电解质水平正常，尿检未发现蛋白，而心脏彩超则显示左心房轻度增大，左心室壁厚度接近正常上限。

针对常见的继发性高血压，医生进行了鉴别诊断。肾实质性高血压不被支持，因为患者没有明显的肾脏病症状，尿检正常，且肾功能正常，也没有糖尿病病史。对于肾血管疾病，虽然患者的高血压在治疗后得到控制，血浆肾素活性尚未检查，初步的肾动脉彩超未发现狭窄，因此需要进一步检查，如血浆肾素活性测定、放射性核素肾显像或肾动脉造影来明确诊断。嗜铬细胞瘤的可能性较小，因为患者的急性发作发生在血压控制不佳的情况下，不符合嗜铬细胞瘤的典型症状。

此外，原发性醛固酮增多症也不符合诊断标准，因为患者没有低血钾症状，且肾上腺CT平扫正常。皮质醇增多症的可能性也被排除，因为患者没有满月脸、多毛、皮肤变薄或血糖增高等表现。最后，主动脉缩窄虽然可以通过CT和MRI扫描帮助确诊，主动脉造影有助于明确狭窄的位置及是否有动脉瘤形成，但在血压达到140/90mmHg以上时通常需要进一步治疗。

危险因素和病史	1级高血压 140~159mmHg 或90~99mmHg	2级高血压 160~179mmHg 或100~109mmHg	3级高血压 ≥180mmHg 或≥110mmHg
无其他危险因素	低危	中危	高危
1~2个危险因素	中危	中危	极高危
≥3个以上危险因素，靶器官损害，CKD3期，或无并发症的糖尿病	高危	高危	极高危
临床并发症，CKD≥4期，或有并发症的糖尿病	极高危	极高危	极高危

诊断结果

医生最终诊断患者为高血压病3级（极高危）和冠状动脉粥样硬化。诊断依据包括患者中年男性且有慢性病程，过去一年多出现间断性头晕和头痛，具有30年的吸烟史及高血压家族史。体检时血压为180/120mmHg，但腹部未闻及血管杂音。辅助检查显示血尿常规正常，肾功能、电解质及肾脏彩超检查均无异常。患者的血压水平符合3级高血压标准，并且存在四个危险因素：年龄超过55岁、腹型肥胖、CRP升高和长期吸烟。此外，还发现两项靶器官损害：颈动脉增厚和冠脉CTA显示的动脉粥样硬化。患者的急性发作被认为是急进型恶性高血压，尽管缺乏眼底检查结果。

高血压与哪些因素有关？

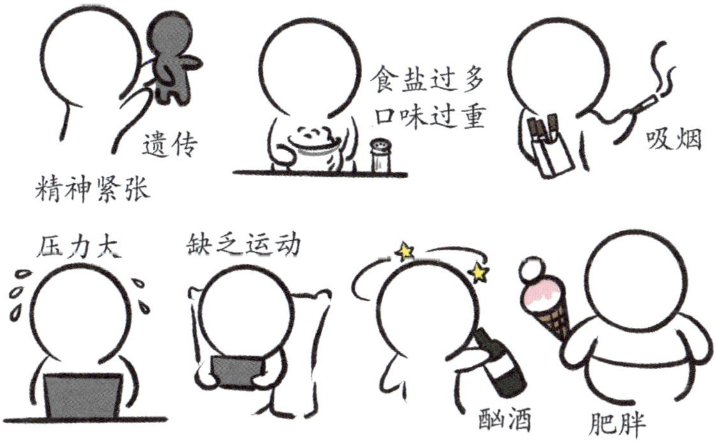
遗传
精神紧张
食盐过多
口味过重
吸烟
压力大
缺乏运动
酗酒
肥胖

治疗方案

1.药物治疗

初始药物治疗包括噻嗪类利尿剂、β-受体阻滞剂、钙拮抗剂(CCB)、血管紧张素转换酶抑制剂(ACEI)或血管紧张素受体阻滞剂(ARB)，根据患者合并的临床情况选择用药。初始治疗未能达标的患者，可以加用一种药，或者调整药物剂量至最大，也可以起始即用两种药物治疗。此患者因为初始血压很高，临床上选用了两种药物联合治疗的方案，具体如下：

（1）降压药物：非洛地平5mg每天1次，厄贝沙坦150mg每天1次，血压逐渐下降至140mmHg/86mmHg水平。需合理选药，终身用药，保持血压在理想水平。

（2）冠脉粥样硬化：用阿司匹林100mg每天1次及瑞舒伐他汀10mg每天1次治疗。

2.生活方式调整

（1）饮食调整：保持低盐低脂饮食，多吃水果蔬菜及优质蛋白，减少糖分摄入。

（2）运动与体重管理：每周至少进行150分钟中等强度的有氧运动，保持健康体重。

（3）生活习惯：戒烟限酒，保持充足睡眠，减少心理压力。

预防与长期管理

（1）生活方式干预：予以低盐饮食，钠盐控制在3g/天，建议戒烟。特别是减轻体重、适当运动等。

（2）定期随访：临床症状改善，安排出院。每3～6个月门诊随访血压、肝功能、肾功能、肌酶、血脂、血常规。

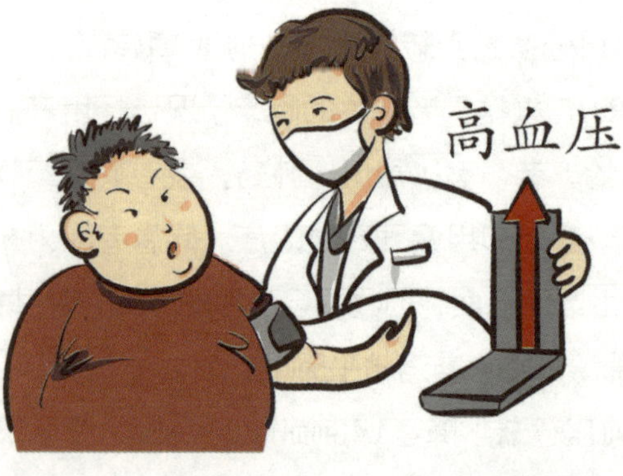

随访情况

1.首次随访

治疗开始后的1个月内进行，评估药物的效果和副作用，特别是监测血压、心率和血脂水平。如果患者在服药过程中出现任何不适症状，应及时与医生联系。

2.常规随访

每3～6个月进行1次随访，评估血压控制情况、心血管风险因素的管理情况（如血脂、血糖等），以及生活方式改变的效果。

3.年度体检

每年进行1次全面体检，包括血常规、肝肾功能检查、血脂、血糖、心电图等，以评估整体健康状况和药物的长期使用效果。

4.药物调整

根据随访结果和患者的具体情况，医生可能会调整药物剂量或更换药物，以确保最佳治疗效果。如果患者血压控制不理想，可能需要增加或更换降压药物。

5.生活方式指导

在每次随访中，医生或营养师应继续指导和鼓励患者保持健康的生活方式，特别是坚持低盐饮食、戒烟和减重的计划。

6.心理支持

对于长期患病的患者，心理健康同样重要。必要时，可以建议患者接受心理咨询或支持，帮助他们应对疾病带来的压力和焦虑。

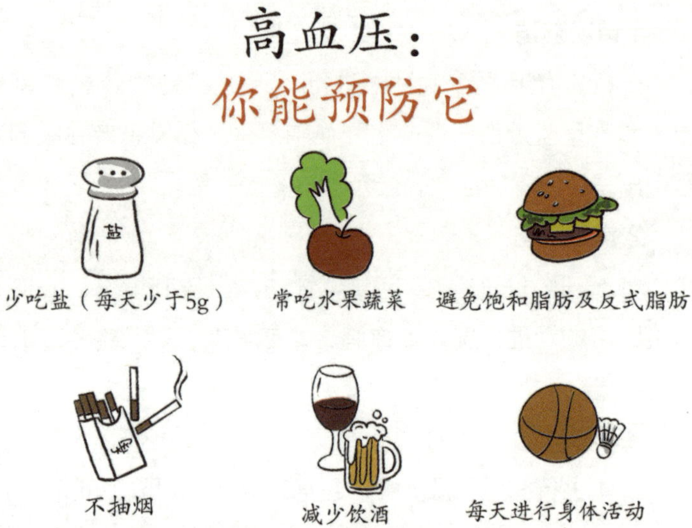
高血压：
你能预防它
盐
少吃盐（每天少于5g）
常吃水果蔬菜
避免饱和脂肪及反式脂肪
不抽烟
减少饮酒
每天进行身体活动

预后情况

血压控制：在使用非洛地平和厄贝沙坦的情况下，患者的血压已经下降至140/86mmHg，这表明他的血压控制效果较好。持续合理用药和生活方式的调整可以帮助他维持血压在理想水平，减少心血管事件的风险。

冠状动脉粥样硬化：通过使用阿司匹林和瑞舒伐他汀，可以有效减少血栓形成和降低胆固醇水平，从而减缓动脉粥样硬化的进展。这有助于降低心肌梗死、中风等严重心血管事件的发生风险。

生活方式改变：患者能够严格遵守低盐饮食、戒烟和减重的建议，已经显著改善其整体健康状况。这不仅有助于进一步控制血压，还能改善心血管健康，减少其他相关疾病的风险。

长期预后：总体来说，患者能够坚持药物治疗和生活方式干预，他的长期预后是相对较好的。然而，由于他有30年的吸烟史和超重问题，这些因素仍可能对他的预后产生一定影响。因此，密切的医疗监控和随访非常重要。

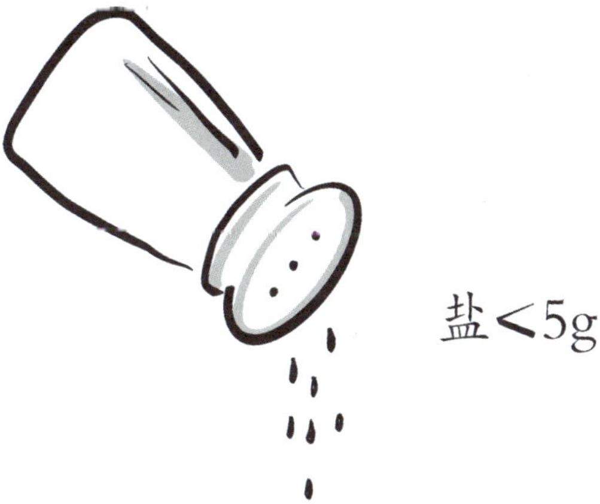

讨论

高血压是心血管疾病的一个主要危险因素，对健康的影响非常大。实际上，高血压被认为是54%的脑卒中和47%的冠心病的主要原因。除了我们平常在医生办公室测量的血压，现在还有24小时动态血压监测和家庭血压监测这些方法，它们能提供更多的信息来帮助诊断高血压。值得注意的是，大约90%的高血压病例没有明确的原因，这种高血压被称为原发性高血压。只有在排除了可能的继发性高血压后，才能确诊为原发性高血压。

案例三
年轻男性初诊原发性高血压病例

患者简介

赵先生是一名教师，年龄35岁，身高175cm，体重87kg，半个月前的体检时发现血压升高。

患者病史

患者主诉：体检发现血压高半个月。

现病史：在入院前的半个月，患者在安静状态下体检时发现血压高达150/100mmHg。之后的多次测量显示血压波动在140～170/90～120mmHg之间，最高舒张压为120mmHg。患者偶尔感到头晕和胸闷，但没有出现视物模糊、晕厥、胸痛、冷汗、心悸或气短等症状。这些症状通常持续几分钟到半小时，能够自行缓解。

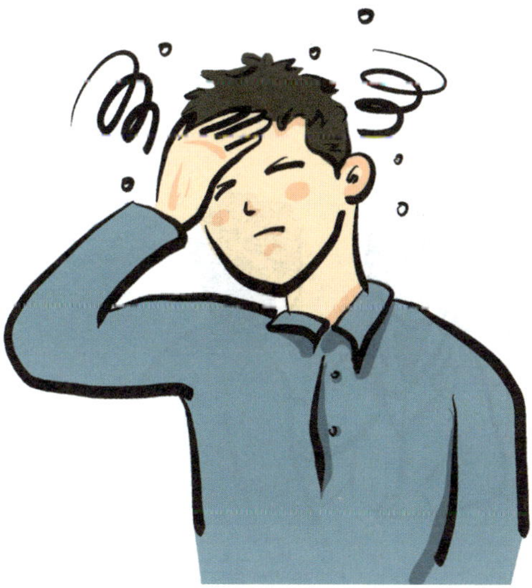

既往史：既往体健。

个人史：生于原籍，否认近期疫区及流行病区接触史，否认工业毒物及放射性物质接触史。吸烟8年，平均1天20支。

家族史：父亲患高血压病。

婚育史：适龄结婚，育有1子，爱人健在。

就诊情况

张先生因半个月前体检发现高血压，后偶尔出现头晕、胸闷症状入院诊治。医生在询问其现病史和既往史之后为其进行了如下检查。

体格检查：体温36.5℃，脉搏88次/分，呼吸20次/分，血压169/120mmHg，体重指数28.5kg/m²。张先生神志清楚，营养状况良好，步行入院。颈部柔软，双肺呼吸音正常，没有干湿性啰音，心率为88次/分，心律规则，心音正常，各瓣膜听诊区未发现异常杂音。腹部平软，无压痛，肝脾未触及。

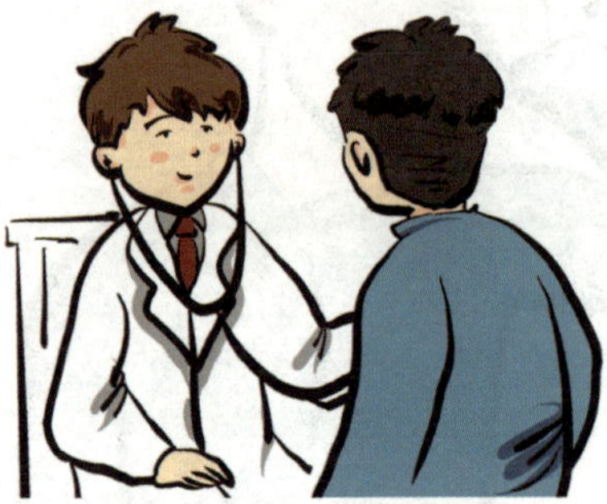

实验室检查：白细胞计数正常，红细胞计数偏高（6.51×10^{12}/L），血红蛋白正常，血小板计数正常，C反应蛋白正常。总蛋白、白蛋白、胆红素（包括总胆红素、直接胆红素和间接胆红素）、谷草转氨酶、谷丙转氨酶、碱性磷酸酶也正常。但γ-谷氨酰转肽酶偏高（69IU/L），甘油三酯偏高（4.38mmol/L），高密度脂蛋白偏低（0.66mmol/L），尿酸偏高（592μmol/L），低密度脂蛋白偏高（3.65mmol/L）。尿液中微量白蛋白也偏高（35.00mg/L）。

辅助检查：心脏彩超结果大致正常，但二尖瓣的功能稍有问题，左心室的收缩功能正常。肝胆胰脾的彩超检查发现有轻度脂肪肝。

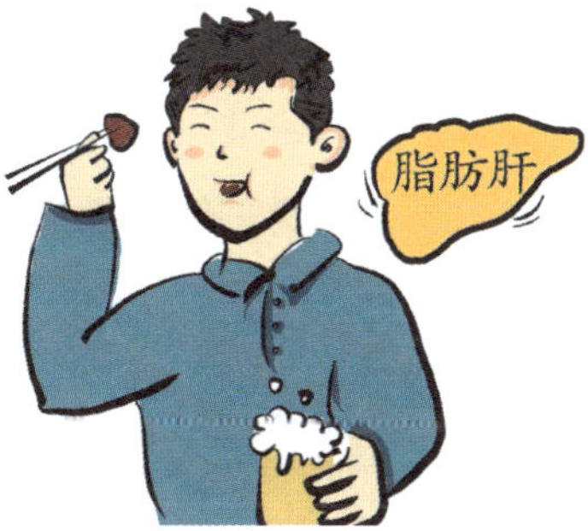

病例分析

医生分析了患者的病史特点。患者是一名年轻男性，体型肥胖，有高血压的家族史。在入院前，他曾多次测量血压，结果均高于140/90mmHg，其中最高的舒张压达到120mmHg。综合这些情况，医生诊断为高血压病，并认为患者的危险因素分组为高危。

医生还对一些常见的继发性高血压进行了鉴别诊断。首先，嗜铬细胞瘤通常会出现阵发性头痛、心悸和出冷汗，且血尿儿茶酚胺水平异常，但患者没有这些症状，相关检查结果也正常，因此可以排除这一可能。其次，皮质醇增多症会导致满月脸、水牛背、皮肤紫纹和向心性肥胖，但患者没有这些表现，且皮质醇水平及其节律正常，因此也可以排除。最后，肾性高血压通常伴有颜面浮肿、明显的血尿或蛋白尿，而患者没有这些症状，肾脏彩超检查也未见异常，所以也排除了肾性高血压。

诊断结果

医生最终对这位患者给出的诊断结果为原发性高血压3级。

治疗方案

1.药物治疗：降压药物硝苯地平缓释片（拜新同）30mg每日1次及坎地沙坦8mg每日1次，降血脂药瑞舒伐他汀10mg每日1次。

2.生活方式改变：低盐低脂饮食，戒烟戒酒，适量锻炼。

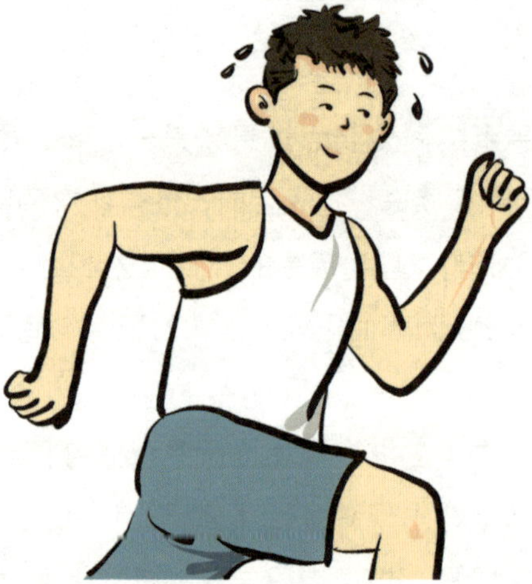

病情进展

患者住院5天后，血压控制在140～150/90～100mmHg之间，头晕和胸闷症状消失，心率保持在85次/分左右。医生根据病情调整了用药，新增了美托洛尔缓释片，每日1次，剂量为47.5mg。

经过10天的治疗，患者血压进一步降至120~125/75~80mmHg，心率稳定在68次/分左右。复查结果显示，尿微量白蛋白仍偏高，为30.00mg/L，血脂情况有所改善，总胆固醇正常，但甘油三酯为2.46mmol/L（偏高），其余指标正常。整体上，各项指标已有相对好转。

住院12天后，患者的临床症状明显改善，医生决定安排出院。出院后，患者需要继续服用以下药物：硝苯地平缓释片30mg每日1次，坎地沙坦8mg每日1次，瑞舒伐他汀10mg每日1次，以及美托洛尔缓释片47.5mg每日1次。

预防与长期管理

（1）生活方式干预：予以低盐低脂饮食。特别是减轻体重、每日保持适当运动等。

（2）定期随访：临床症状改善，安排出院。每3~6个月门诊随访血压、肝功能、肾功能、肌酶、血脂、血常规。

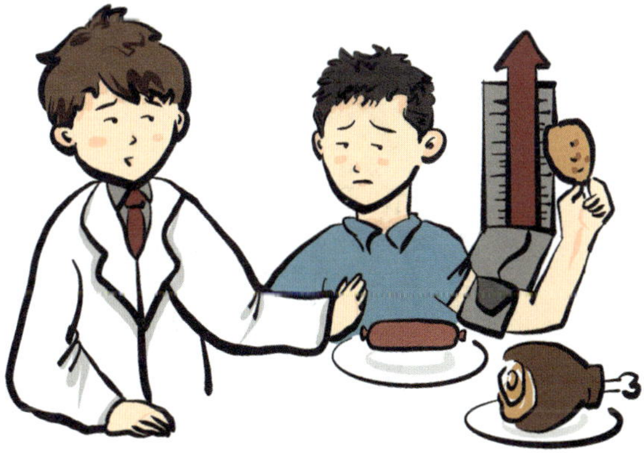

随访情况

1.首次随访（出院后1个月）

患者按时服药，未出现明显不适。血压控制在120/80mmHg左右。血脂指标尚未复查。患者表示已经开始逐渐调整饮食，减少高脂高盐食物摄入，并尝试进行适度运动。

2.第2次随访（出院后3个月）

患者依从性良好，继续按时服药。血压依旧稳定在120/80mmHg。血脂检测结果显示，总胆固醇和低密度脂蛋白胆固醇（LDL-C）有所下降，但仍高于正常范围。患者体重减轻了2kg，表示已增加每日散步时间至30分钟。

3.第3次随访（出院后6个月）

患者血压稳定在120/80mmHg，血脂指标继续改善。总胆固醇和低密度脂蛋白胆固醇（LDL-C）接近正常范围。患者体重减轻了5kg，体力活动增加，能够坚持每周至少5天的中等强度运动。患者整体状态良好，无明显不适。

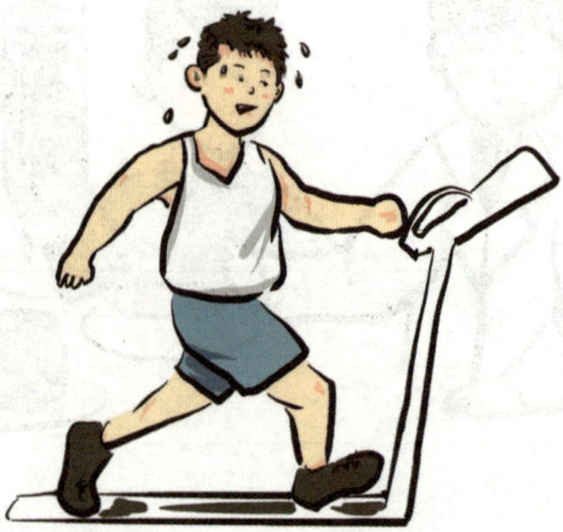

预后情况

患者通过药物治疗和生活方式的改变，血压和血脂均得到了良好控制，体重也显著减轻。继续保持这种状态，患者的心血管风险将显著降低，长期预后良好。需要定期随访，监测血压、血脂和体重，确保病情稳定，防止复发。同时，患者需继续保持健康的生活方式，预防其他相关疾病的发生。

讨论

这位患者是一名年轻男性，诊断为原发性高血压，并且因高血压引发了肾损害，导致尿液中出现微量蛋白。同时，患者还合并了高甘油三酯血症、较高的低密度脂蛋白（LDL-C）和较低的高密度脂蛋白（HDL-C）。他有高血压家族史，且长期吸烟，体型也比较肥胖。为了控制血压，目标是将其降到130/80mmHg以下。

最初，患者接受了钙通道阻滞剂（CCB）和血管紧张素II受体拮抗剂（ARB）的联合治疗，但血压仍未达到理想水平。考虑到患者年纪较轻且心率较快，医生在治疗方案中增加了美托洛尔缓释片。这种药物不仅帮助显著降低了血压，还能减缓心率，并改善心脏的结构和功能。出院前，复查发现尿液中的微量蛋白有了明显减少。

第二节 继发性高血压

案例一 年轻男性肾动脉狭窄引发的高血压病例

患者简介

张先生是一名出租车司机，年龄34岁，身高175cm，体重96kg，3年前发现血压升高。

患者病史

患者主诉：头痛、血压升高已经3年，最近8个月出现了浮肿。

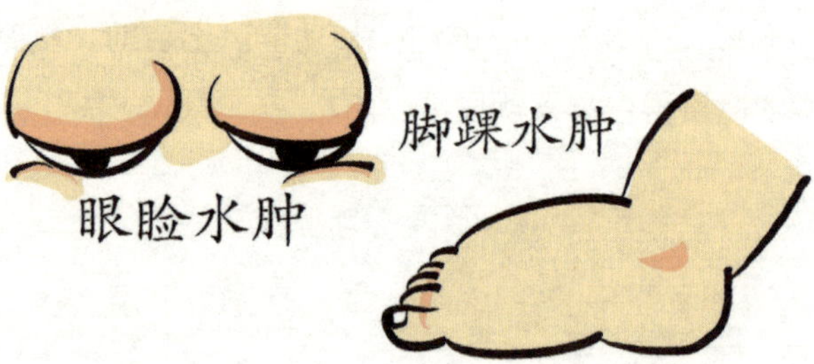

现病史：3年前，患者突然开始头痛，没有头晕、视物模糊等其他症状。当地医院测得血压为160/100mmHg，给了硝苯地平控释片30mg每日1次，头痛缓解，但之后没有继续监测血压。2年前，头痛再次出现，症状和之前一样，再次去医院就诊，血压控制不佳（具体数值不清楚），增加了螺内酯和氢氯噻嗪联合使用，症状有所改善，但血压仍未继续监测。8个月前，患者开始出现双下肢浮肿，早晨轻微，晚上加重，伴有活动后气促，但没有胸闷或胸痛。1个月前，头痛加重，去外院检查时测得血压高达220/140mmHg，进行了硝普钠静脉降压和利尿治疗，血压降至140/90mmHg，但随后肌酐水平逐渐升高至313mmol/L。

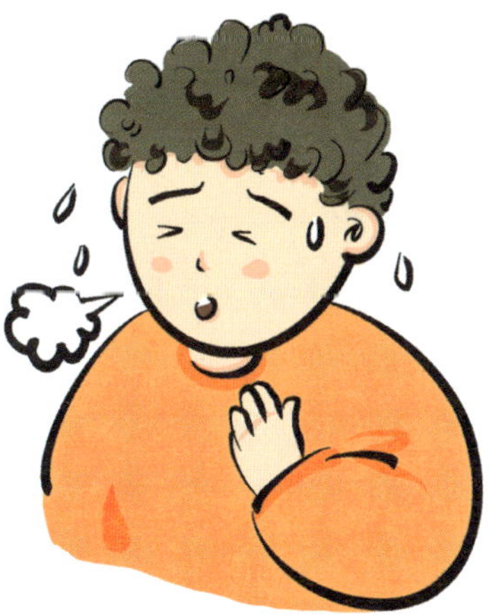

既往史：无药物过敏史，无输血史，否认肝炎、结核病史，否认外伤史，否认食物及药物过敏史。

家族史：否认家族遗传倾向的疾病、否认家族传染病。

个人史：生于原籍，否认近期疫区及流行病区接触史，否认工业毒物及放射性物质接触史，饮酒，无吸烟史，无性病史。

婚育史：适龄结婚，育有1女，爱人健在，子女均体健。

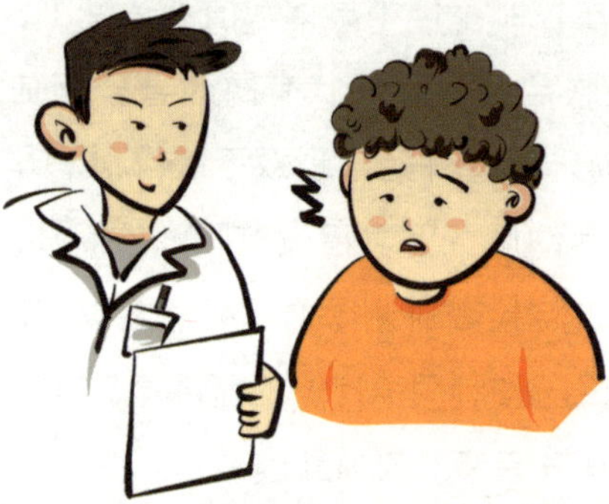

就诊情况

张先生由于近期头痛，双下肢浮肿8个月到医院进行诊治。医生询问了他现病史和既往史后，为了进一步诊断张先生的疾病，医生为其进行了如下检查。

一般检查：患者体型肥胖，身高175cm，体重96kg，体重指数31.35kg/m^2，发育正常。体温36.6℃，脉搏86次/分钟，呼吸18次/分钟，血压左臂140/100mmHg，右臂142/95mmHg。神志清晰，对答正常，体位自如。口唇无发绀，颈静脉充盈，双肺呼吸音正常，没有干湿啰音。心前区无异常隆起或凹陷，心尖搏动在左侧第5肋间，距离左锁骨中线外0.5cm，能触到抬举样冲动，心浊音界稍微向左扩展。心率86次/分钟，心律正常，各瓣膜听诊区无杂音或额外心音。左脊肋角有血管杂音。双下肢有轻度浮肿。

实验室检查：尿液中有蛋白（2+），球蛋白34g/L（偏高），尿素22.7mmol/L（偏高），肌酐397μmol/L（偏高）。尿总蛋白量918mg/L（偏高），24小时尿蛋白总量2464mg/24h（偏高），尿肌酐和24小时尿肌酐正常，尿总蛋白与尿肌酐比值正常，尿微量白蛋白518mg/L（偏高），微量白蛋白与肌酐比值441mg/g（偏高），尿视黄醇结合蛋白0.8mg/L（偏高）。B型钠尿肽前体14700pg/ml（偏高）。血清IgG、IgA、IgM、IgE、补体C3、补体C4、抗“O”抗体、自身免疫抗体全套、皮质醇、ACTH水平、甲状腺功能、儿茶酚胺水平、血管紧张素Ⅰ、血管紧张素Ⅱ、肾素、血醛固酮水平均正常。

辅助检查：心电图显示窦性心动过缓、左心室高电压和ST-T段改变。胸片显示心影增大。

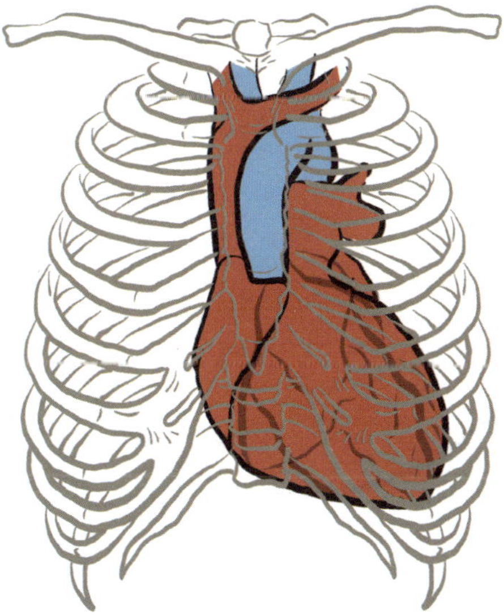

心脏彩超结果：左心房内径为51mm，右心房内径为50mm。左心室舒张末期内径为69.5mm，收缩末期内径为54mm。室间隔厚度为12mm，左心室后壁厚度为12mm。升主动脉直径为38mm，射血分数为48%（偏低），肺动脉压为41mmHg（偏高）。综合结果如下：①左心房扩大，左心室肥厚。②右心房肥大。③主动脉瓣关闭不全轻微。④主动脉轻微增宽。⑤主肺动脉轻微增宽，肺动脉压轻微增高。⑥左心室的收缩和舒张功能减退。

双侧肾脏MRI平扫和血管成像：左肾动脉近端有局部管腔狭窄，远端血流信号明显减弱；右肾动脉主干及其前后支血管走行正常。

眼底检查（双眼）：双侧视乳头有轻度水肿。

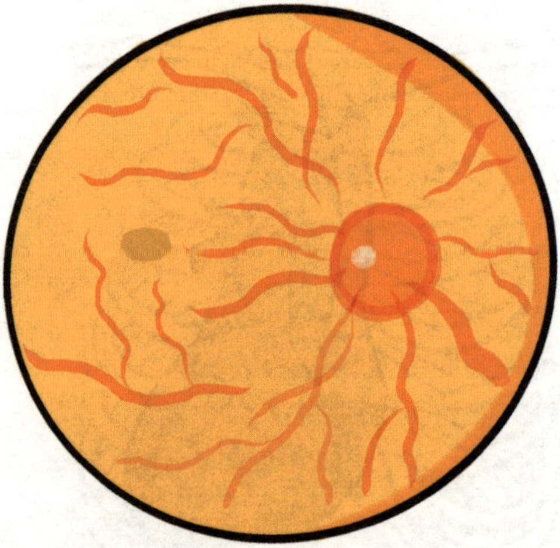

病例分析

该病例病情进展迅速，起初表现为头痛和血压急剧升高，临床特点如下：①患者为年轻男性（年龄不到40岁）。②出现了高血压急症，并且影响了心脏、大脑、肾脏和眼底等重要器官的功能。③尽管使用了包括利尿剂在内的四种降压药物，血压仍难以控制。这些表现都提示可能是继发性高血压。

在临床上，高血压引起的肾损害与肾性高血压的区分比较困难。高血压导致的肾损害通常首先会出现肾小管的浓缩功能受损，肾小球的过滤功能下降则较晚出现。早期血肌酐升高、蛋白尿和血尿不明显。常见的情况是患者已经有5年以上的高血压病史，且肾活检结果显示有高血压引起的小动脉硬化病理表现。而肾性高血压一般没有高血压病史，可能表现为突然出现高血压，或者原本控制稳定的高血压突然急剧升高。

肾性高血压可以分为肾实质性高血压和肾动脉性高血压。肾实质性高血压的诊断以肾活检为金标准，通过分析肾小球、肾小管、间质和血管的病变，结合临床症状做出最终诊断。肾动脉性高血压则是由于单侧或双侧肾动脉主干或分支狭窄导致的高血压。常见原因包括多发性大动脉炎、肾动脉纤维肌性发育不良以及动脉粥样硬化。根据该患者的肾脏MRI血管成像和肾动脉造影结果，发现左肾动脉狭窄，因此考虑到这可能是导致继发性高血压的原因。

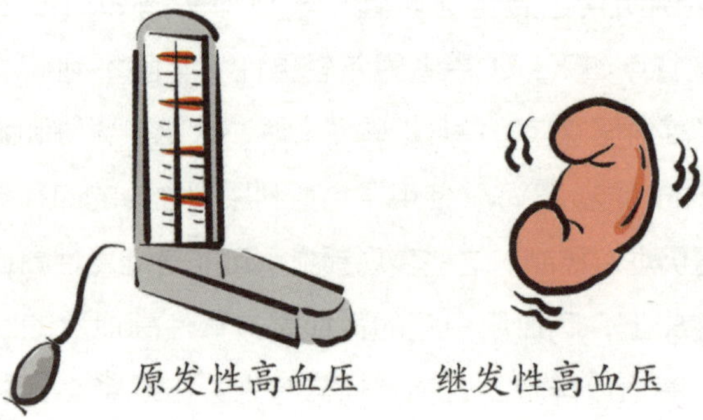

在本例患者中，双上肢的血压水平大致相近，血液检查结果显示IgG、IgA、IgM、IgE、补体C3、补体C4、抗“O”抗体以及自身免疫性抗体的检查均为阴性，皮质醇、ACTH水平、甲状腺功能、儿茶酚胺水平、血管紧张素Ⅰ、血管紧张素Ⅱ、肾素和血醛固酮水平也都是正常的。因此，原发性醛固酮增多症、嗜铬细胞瘤、皮质醇增多症、甲亢等其他可能的继发性高血压原因可以被排除。

诊断结果

最终医生给出的诊断结果是肾动脉狭窄所致继发性高血压。

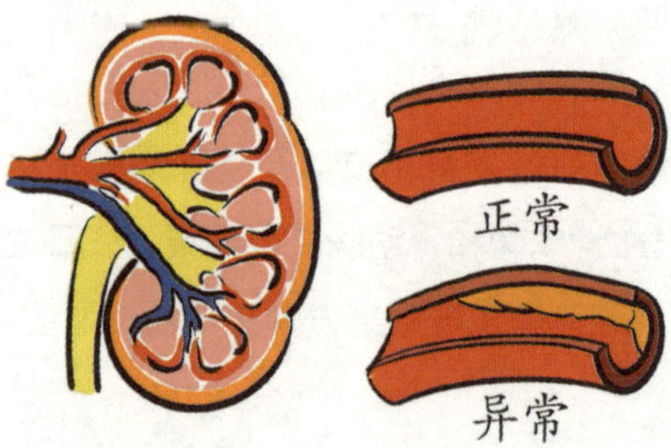

治疗方案

安排患者住院治疗。予患者口服硝苯地平控释片（60mg，1次/天）、阿罗洛尔（10mg，3次/天）、盐酸可乐定（150mg，3次/天）降压、呋塞米（20mg，1次/天）利尿，尿毒清颗粒（1包，4次/天）治疗。

病情变化

患者经过4天的用药，血压降到了130～190/80～110mmHg。为了进一步控制血压，医生使用了乌拉地尔静脉微泵，但血压仍在120～180/80～110mmHg之间，肌酐水平降到了200μmol/L。

10天后，经过水化处理后进行了左肾动脉造影检查，结果显示左肾动脉起始部位明显狭窄。医生行介入治疗，术后狭窄情况明显改善。此后，血压显著下降，稳定在125~140/70~80mmHg之间。降压治疗方案调整为硝苯地平控释片（60mg，每天1次）。患者的临床症状有所改善，随后安排出院。

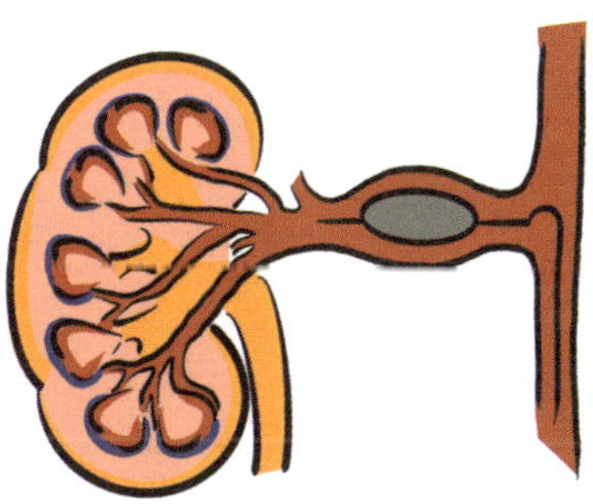

随访情况

患者在半年后再次出现头晕、头痛，伴有视物模糊、恶心和呕吐。就诊时测得血压为168/100mmHg，肌酐水平为165μmol/L（偏高），24小时尿蛋白定量为718mg（偏高），尿总蛋白定量为287mg/L（偏高）。

为了进一步处理，进行了左肾动脉造影和支架植入术。检查显示左肾动脉起始部位的狭窄情况非常严重，超过了80%。因此，医生在狭窄处植入了一个6mm×19mm的球囊扩张支架。术后复查造影显示狭窄已消失，血流明显改善。

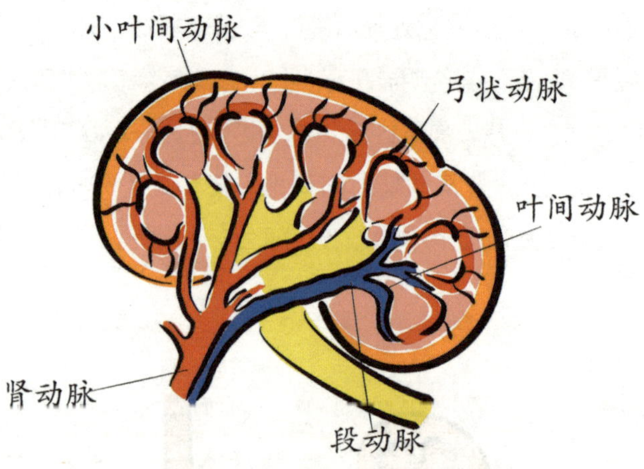

预后情况

后续随访中患者未再有头晕、头痛、视物模糊等症状，长期随访血压、肾功能水平正常且保持稳定。

讨论

大部分高血压患者找不到明确的病因，这类高血压叫原发性高血压，是多种因素共同作用的结果。对于一小部分高血压患者，他们的病因可以查明，比如肾动脉狭窄，这类高血压叫继发性高血压。大约20%的继发性高血压患者是由于肾动脉狭窄引起的。

肾动脉狭窄是指肾动脉的主干或分支的直径减少50%或以上，会导致肾脏的血流量减少，严重时会导致高血压和肾功能不全。如果不及时治疗，病情会逐渐恶化，甚至发展到终末期肾病，主要表现为肾血管性高血压和缺血性肾病。

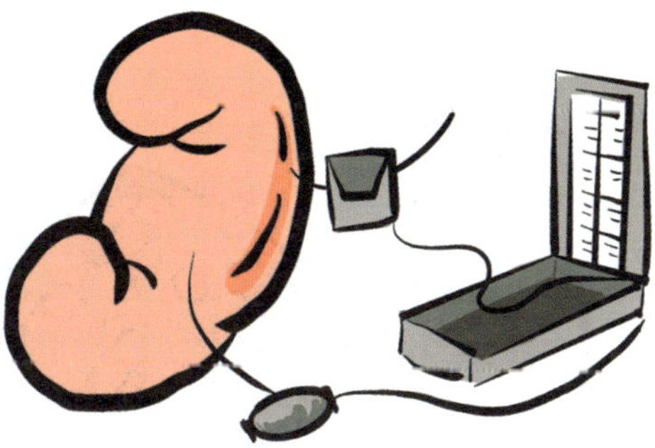

动脉粥样硬化是导致肾动脉狭窄的主要原因，占了三分之二。这通常发生在已经有其他大血管疾病风险的人群中，比如冠心病患者或曾经中风的人，特别是在老年人中。其他少见的原因包括大动脉炎、纤维肌性发育不良、栓塞、血栓、外伤等。

肾动脉狭窄会导致肾脏血流不足，从而刺激肾脏分泌一种叫肾素的物质，激活一系列系统（肾素-血管紧张素-醛固酮系统），这会导致血管收缩和血压升高，同时引起体内水分和钠的潴留。长期的狭窄和高血压会对肾脏造成不可逆的损害。

治疗肾动脉狭窄的主要目标是控制高血压和预防并发症。常用的药物包括钙拮抗剂、ACEI/ARB、β受体阻滞剂和利尿剂。钙拮抗剂是首选药物，安全有效。ACEI/ARB可能对肾功能有影响，因此需要谨慎使用并密切监测肾功能。β受体阻滞剂可以帮助降低血压。利尿剂一般不用于肾血管性高血压，但如果患者同时有心力衰竭或肺水肿，可以考虑联合使用。

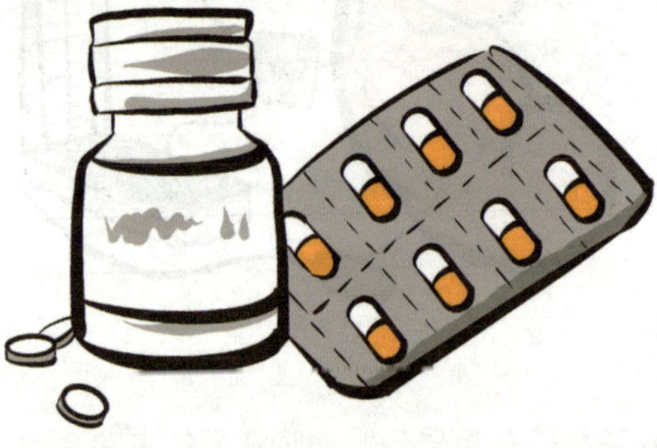

如果药物治疗效果不佳，可以考虑介入手术治疗，如经皮球囊成形术（PTA）和支架植入术。这些手术方法可能有一定风险，例如肾动脉破裂或堵塞，但如果能够及时识别和处理这些并发症，治疗效果和安全性会得到提高。

总的来说，对于那些难以控制的高血压或已经出现多脏器损伤的患者，需要考虑继发性高血压的可能性。对于严重的肾动脉狭窄患者，经皮肾动脉治疗是一个有效的选择，但在手术过程中需要特别注意并发症的处理，以确保治疗的安全性。

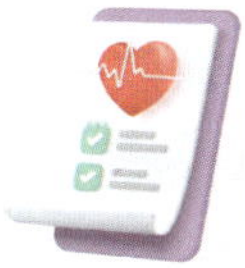

案例二
年轻女性肾动脉狭窄引发的高血压病例

患者简介

李女士是一名办公室职员，年龄27岁，身高165cm，体重65kg，1个月前发现血压升高。

患者病史

患者主诉：发现高血压 1 个月。

现病史：李女士在1个月前查体发现血压180/120mmHg，但没有头痛、头晕等不适症状。她自从1个月前发现高血压后开始服用硝苯地平控释片30mg每天1次，但效果欠佳。

既往史：无药物过敏史，无输血史，否认肝炎、结核病史，否认外伤史，否认食物及药物过敏史。

家族史：否认家族遗传倾向的疾病、否认家族传染病。

个人史：生于原籍，否认近期疫区及流行病区接触史，否认工业毒物及放射性物质接触史。

婚育史：未婚未育。

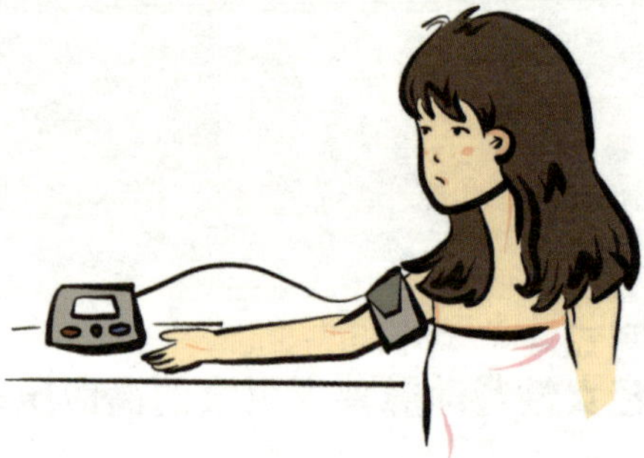

就诊情况

李女士因一个月前发现高血压但服用硝苯地平缓释片无效果入院诊治。医生在询问其现病史和既往史之后为其进行了如下检查。

检查结果显示：

一般检查：体重指数为24kg/m²，上肢血压为150/100mmHg，下肢血压为165/115mmHg。皮肤、黏膜、浅表淋巴结、头部、颈部、胸部、腹部和四肢都正常，没有明显异常。

实验室检查：总胆固醇和低密度脂蛋白胆固醇（LDL-C）正常，血钾、肌酐（Cr）、尿素氮（BUN）和血沉也正常。立位血浆肾素水平为5.84ng/ml/h（偏高），但血管紧张素和醛固酮正常。免疫指标中，IgA和IgG正常，IgM水平为2.16g/L（偏高），C3为0.823g/L（偏低），C4正常。抗心磷脂抗体、电解质和免疫指标均正常，结核菌素试验结果为阴性。

辅助检查

肾脏动态显像：左侧肾小球滤过率（GFR）为34ml/分钟，右侧为25ml/分钟，总GFR为59ml/分钟。

动态血压监测：全天血压持续升高，表现为中重度高血压。

肾脏B超：双肾大小正常，但双肾动脉起始段的血流速度增快，提示可能存在狭窄。

肾动脉CT血管造影（CTA）：结果显示双侧肾动脉狭窄。右侧肾动脉近段有90%的严重狭窄，并且有侧支循环；左侧肾动脉远段管腔狭窄呈“串珠”状，狭窄程度低于50%。

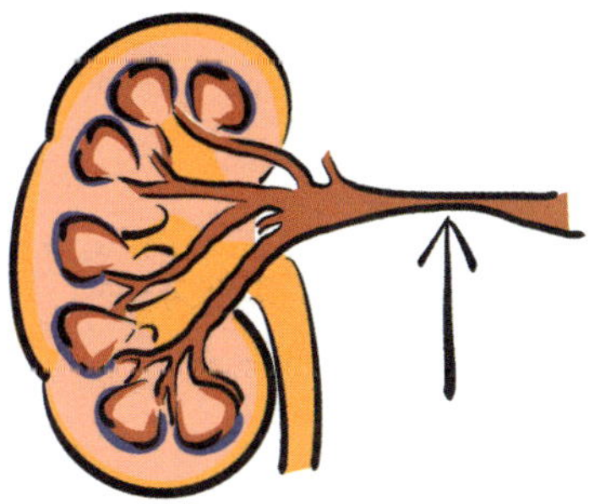

病例分析

医生根据以上检查结果进行病例分析。患者为年轻女性，偶然发现血压重度升高，无高血压家族史及血压升高相关症状，考虑血压缓慢进展，继发性高血压可能性大。B超、CT血管造影及入院后肾动脉造影证实肾动脉狭窄的存在，行介入治疗后患者血压下降，停用降压药物，亦证实患者血压升高为肾动脉狭窄所致。

诊断结果

最终医生给出的诊断结果为由于双侧肾动脉狭窄造成的继发性高血压。

治疗方案

在肾动脉造影检查当日，行右肾动脉球囊扩张术，术后造影显示右肾动脉血流恢复，侧支循环消失。术后患者血压降至130/90mmHg，停用降压药，加用阿司匹林100mg每日1次，盐酸噻氯匹定片250mg每日1次。临床症状改善，安排出院。

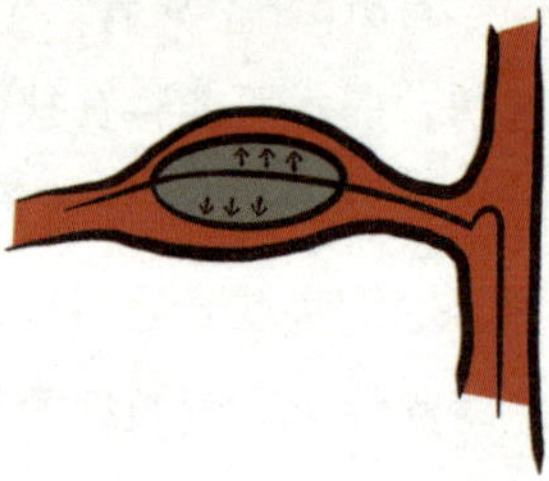

随访情况

1.肾动脉球囊扩张术后1个月

患者血压逐渐升高，加用硝苯地平控释片30mg每日1次，盐酸阿罗洛尔片10mg每日2次，血压仍控制不良。再次行肾动脉 CTA 检查。复查血沉42mm/小时，其他免疫指标仍阴性。给予免疫抑制剂治疗，泼尼松30mg每日1次，环磷酰胺（CTX）100mg每日1次。降压药物应用硝苯地平控释片30mg每日2次，盐酸阿罗洛尔片改为比索洛尔5mg每日1次，加用多沙唑嗪控释片4mg每晚1次。盐酸噻氯匹定片改为氯吡格雷75mg每日1次，加用辛伐他汀10mg每晚1次。此后多次查血沉12~23mm/小时，血压可维持在130/85mmHg水平。

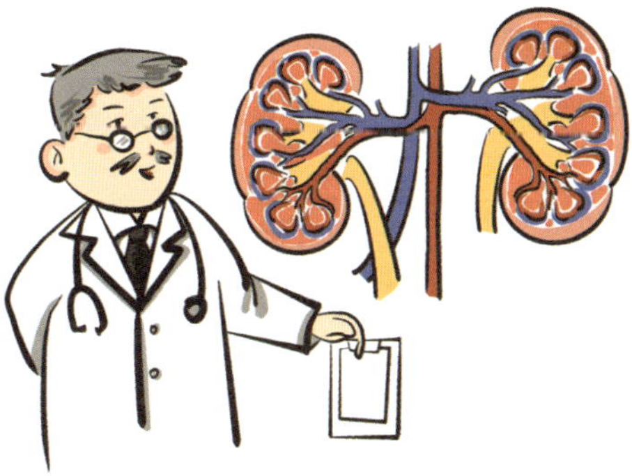

2.肾动脉球囊扩张术后8个月

患者血压再度升高达150/105mmHg。再次复查肾动脉 CTA，发现右肾动脉主干闭塞，左肾大小正常，右肾明显缩小。加大激素及 CTX 剂量，血压仍然控制欠佳。患者之后进行了右肾自体移植术，术中发现肾动脉主干内大血栓形成，远端动脉广泛狭窄；病理报告提示组织纤维化和玻璃样变。自体移植术后给予泼尼松及免疫抑制剂治疗约1年，同时服用阿司匹林100mg每日1次，血压一直维持在110～120/70～80mmHg。

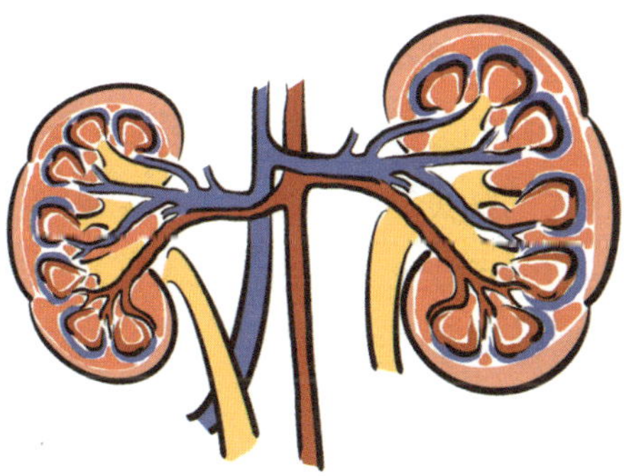

预后情况

患者自体移植术后1年停用降压药及免疫抑制剂，血压维持在 100/60mmHg 左右。长期随访血压、肾功能水平正常且保持稳定。

讨论

肾动脉狭窄的治疗目标是降低血压、减少对器官的伤害和保护肾功能。治疗方法包括药物治疗、介入治疗和外科手术。通常，对于狭窄程度超过60%、影响血流的患者（即狭窄处的血压差大于20mmHg或平均压差大于10mmHg），需要采取积极的血管重建治疗。

对于本例患者，由于右侧肾动脉严重狭窄，药物治疗效果不佳，应该考虑血流重建治疗。无论是由于大动脉炎还是纤维肌性发育不良，首选治疗方法是肾动脉球囊扩张术。特别是对于纤维肌性发育不良的患者，这种手术后再狭窄的风险较低，预后较好。

在决定是否对大动脉炎患者进行介入治疗时，需要评估患者的免疫状态。如果炎症处于活动期，介入治疗可能不适合。本例患者最初的免疫检查结果为阴性，可能是纤维肌性发育不良，但大动脉炎的免疫指标不一定异常，因此不能完全排除大动脉炎的可能性。不过，考虑到炎症可能在非活动期，决定进行肾动脉球囊扩张术。

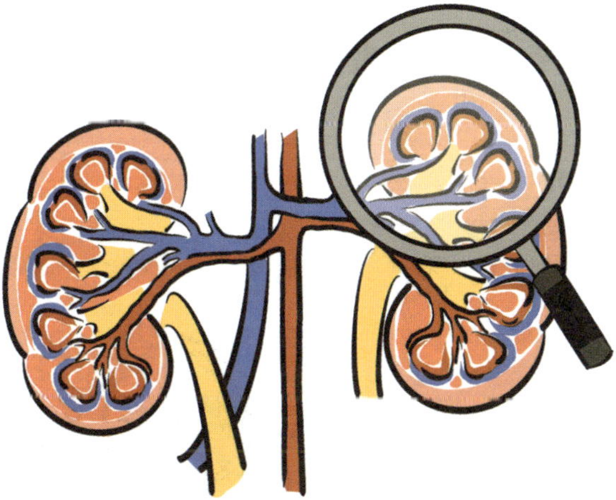

患者在介入治疗后，血压再次升高，血管狭窄加重，血沉增快，可能是手术激活了免疫反应，导致血管内膜和中膜增生。因此，对大动脉炎患者，不论在治疗前炎症是否活跃，都应在手术前进行免疫治疗，并选择合适的手术时机（免疫治疗和手术可以同时进行）。

如果介入治疗失败，自体肾移植是一个重要的替代方案。自体肾移植不需要特殊器械，免疫排斥反应少，术后并发症也相对少，适用于无法修复的患者。移植后需要强化药物治疗来保护肾功能。

在本例中，患者术后没有明显的病理表现，因此病因仍不完全明确。术后血管再狭窄可能是由于炎症和平滑肌增生，也可能与血栓形成有关。虽然患者没有动脉粥样硬化及其危险因素，但介入治疗对内膜的损伤可能导致血栓形成，因此术后充分的抗血栓治疗仍然非常重要。

案例三 嗜铬细胞瘤引发的继发性高血压病例

患者简介

李女士是一名办公室职员，年龄53岁，发现血压升高10年，身高163cm，体重60kg。

患者病史

患者主诉：阵发性心慌、出汗、血压升高10年，加重半年。

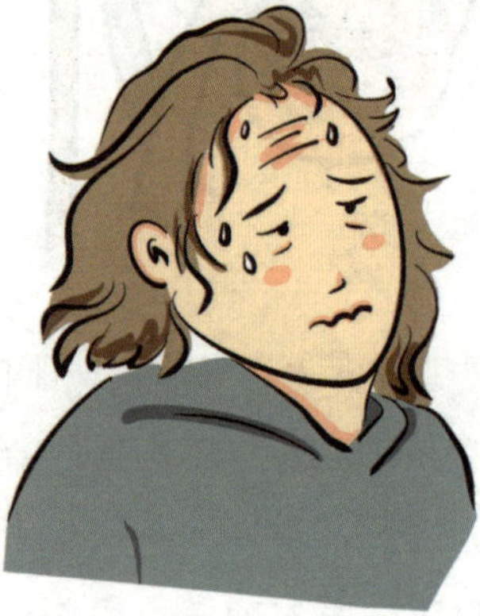

现病史：10年前，患者因情绪激动后出现头晕、头胀、心慌和出汗，测得血压160/90mmHg。开始间歇性使用降压药，但具体药物不记得了。平时血压正常。过去5年中，患者在劳累或心情不佳时，会出现心慌和出汗，血压最高可达242/74mmHg，每年有3～4次这种情况。起初，患者每天服用硝苯地平片10mg，平时血压维持在110/60mmHg左右。多次就诊被认为是自主神经功能紊乱、神经官能症、焦虑或围绝经期症状。最近半年，患者在活动后出现心慌、大汗和轻微头晕，最长可持续半小时，自述坐下休息可以缓解。

在当地医院检查时，动态心电图显示：总心跳数104,732次/24小时，平均心率74次/分钟，最低心率49次/分钟，最高心率115次/分钟。全天窦性心律，但有间歇性一度房室传导阻滞和一次二度房室传导阻滞，同时偶发房性早搏，被诊断为心律失常，开始服用稳心颗粒。3天前，患者心慌、出汗症状加剧，饭后和穿衣后即出现心慌、大汗，并伴有恶心和呕吐，呕吐物为胃内容物。

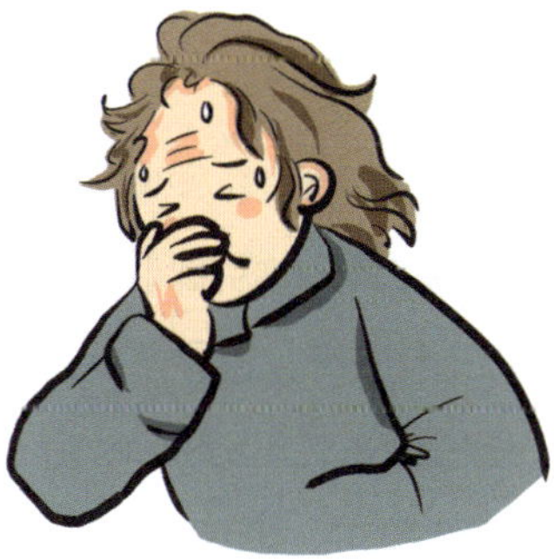

既往史：患者有高血脂病史10年，使用瑞舒伐他汀10mg每晚1次，血脂控制良好；糖尿病病史3年，使用诺和灵皮下注射（早14IU，晚13IU），血糖控制尚可。曾于1977年接受阑尾炎切除术，2009年接受子宫切除术，2014年接受乳腺肿物切除术，术后病理结果为良性。

家族史：否认遗传性疾病家族史。

个人史：生于原籍，否认近期疫区及流行病区接触史，否认工业毒物及放射性物质接触史。

婚育史：适龄结婚，育有1女，爱人健在。

就诊情况

李女士由于阵发性心慌、出汗、血压升高10年，加重半年到医院进行诊治。医生询问了她现病史和既往史后，为了进一步诊断李女士的疾病，医生为其进行了如下检查。

体格检查：脉搏84次/分钟，呼吸20次/分钟，右上肢血压94/61mmHg，左上肢血压104/67mmHg，体重指数25.8kg/m²。神志清楚，皮肤、黏膜、淋巴结、头部五官、颈部、胸部、腹部及四肢检查均正常，没有明显异常。

辅助检查

常规检查：血液、尿液和粪便常规检查结果正常；肝功能、凝血功能、肌钙蛋白I、N端脑利钠肽、肌酸激酶同工酶、肌钙蛋白、C反应蛋白均正常。尿酸水平为368mol/L（偏高）。血脂检查结果：总胆固醇（TC）6.50mmol/L（偏高），甘油三酯（TG）3.39mmol/L（偏高），低密度脂蛋白胆固醇（LDL-C）165.1mg/dl（偏高）；空腹血糖6.77mmol/L（偏高），糖化血红蛋白6.8%（偏高）。肾功能正常，肌酐和血钾水平正常。

激素检查：甲状腺功能五项：促甲状腺激素（TSH）4.660mIU/L（偏高），其余正常。血浆肾素、血管紧张素Ⅰ、血管紧张素Ⅱ、醛固酮、皮质醇节律和血促肾上腺皮质激素（ACTH）正常。性腺六项：雌二醇18.4pmol/L（偏低），泌乳素582mIU/L（偏高），其他正常。

ng/L	多巴胺（DA）0~100	肾上腺素（E）0~100	去甲肾上腺素（NE）0~600
第1次	76.3	43.3	594.0
第2次	33.7	41.2	662↑

心脏超声检查：左心房稍大（38mm），左心室（49mm），室间隔（10mm），左心室壁稍厚（12mm），射血分数（EF）为62%。主动脉弹性降低，左心室的顺应性降低。整体左心功能正常。

肾上腺检查：增强CT显示左侧肾上腺区有占位性病变，大小为5.2cm×4.6cm，瘤体内部密度不均。

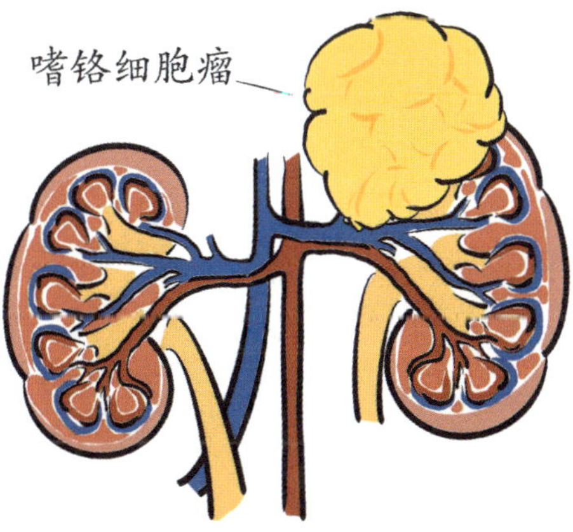

病例分析

以“阵发性血压升高、心慌、出汗”为临床表现，肾上腺增强CT提示左肾上腺占位病变，术后病理提示嗜铬细胞瘤，支持诊断嗜铬细胞瘤。

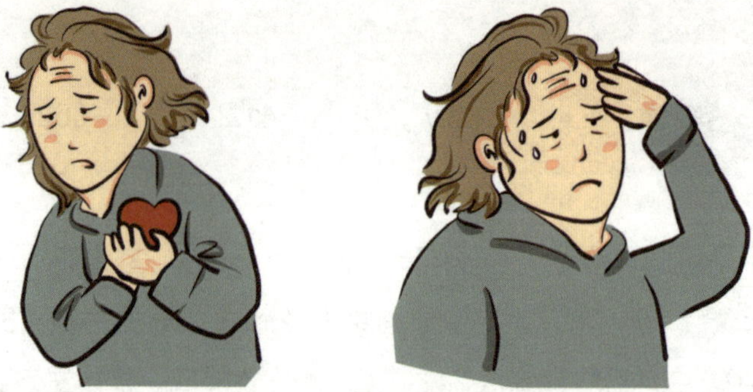

治疗方案

该患者入院时血压正常低值、心率正常，查体无阳性体征，交谈中发现患者言语及情绪焦虑，睡眠障碍，辅助检查提示高血脂，给予阿托伐他汀20mg每晚1次，艾司唑仑1mg每晚1次助眠。

病情进展

住院期间，患者在起身如厕时出现心慌和出汗，血压测量为180/112mmHg，初步怀疑嗜铬细胞瘤。进行了血儿茶酚胺测定，第一次结果阴性，但后续测定显示去甲肾上腺素轻度升高。进一步的肾上腺增强CT显示左侧肾上腺有5.2cm×4.6cm的占位性病变，瘤体内密度不均。经过泌尿外科会诊，确认该病变符合外科手术摘除的指征。由于患者的症状、实验室检查和CT影像特点都提示嗜铬细胞瘤的可能性很大，开始了术前准备，包括静脉补液扩容和逐步增加盐酸酚妥拉明的剂量，从10mg每日1次逐渐增加到30mg每日1次。

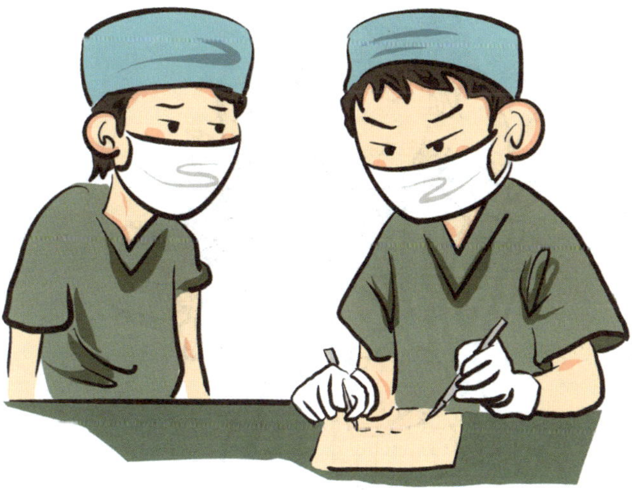

2周后，患者四肢温暖，无阵发性血压升高、心慌或出汗现象。在全麻下进行了腹腔镜左侧肾上腺瘤摘除术，术中发现瘤体较大且血运丰富。术后病理结果确认为嗜铬细胞瘤。由于手术中瘤体接触导致血压波动较大，使用了多种药物确保手术顺利完成。术后患者血压正常，生命体征稳定，无心悸和出汗现象，顺利出院。

随访情况

术后6个月：随访期间，患者的血压持续保持正常范围，无任何异常波动。心慌、出汗等症状完全消失。患者的焦虑情绪已经完全缓解，生活质量显著提高。血脂和血糖检测结果显示均恢复至正常范围，未见异常指标。患者体重维持在理想范围，整体健康状况良好。

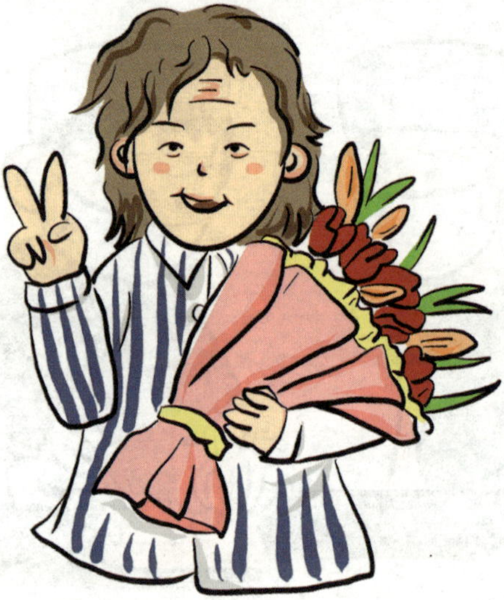

预后情况

患者在术后经过1年的随访和治疗，身体恢复良好，未再出现嗜铬细胞瘤相关症状。血压、血脂和血糖均恢复正常，且无须再服用降糖、降脂药物。焦虑情绪消失，心理状态稳定，生活质量显著提高。患者继续保持健康的生活方式和定期体检，预后良好，长期预后预期乐观。

讨论

这位患者在过去的10年里经常出现心慌、出汗和血压升高的症状。虽然她去过很多医院就诊，但一直没能找到明确的诊断。主要原因包括她的症状通常在情绪激动时出现，这常常被误认为是自主神经功能紊乱。而且，女性在更年期时常常会经历激素波动，导致类似的症状，因此她在43岁时被误诊为更年期综合征。她的症状间歇性发作，通常在就诊时没有明显的体征和检查结果，另外，一些基层医生对嗜铬细胞瘤的了解有限，导致漏诊。

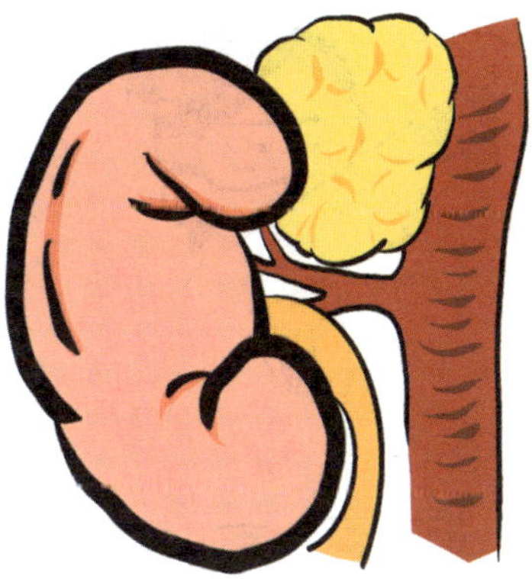

嗜铬细胞瘤的诊断通常需要确认病情、定位肿瘤，并进行功能影像学检查和基因检测。患者的血液检测结果显示去甲肾上腺素稍高，这提示了嗜铬细胞瘤的可能。肾上腺增强CT扫描发现了肾上腺上的肿块，最终通过手术后的病理检查确诊为嗜铬细胞瘤。虽然影像和病理资料都很全面，但由于医院设备限制，未能进行一些功能性影像检查，如MIBG显像、生长抑素受体显像和PET-CT。这些检查对于判断是否存在异位或转移的肿瘤组织很重要。通过分析CT影像，肿瘤未侵入周围组织，膜也完好，初步判断为良性肿瘤，但仍需密切随访以监测复发或转移的可能性。

这名患者出现的心慌、出汗和血压升高，符合嗜铬细胞瘤的典型症状。虽然血液检测中仅发现去甲肾上腺素稍高，但可能是由于嗜铬细胞瘤分泌这些激素的时间较短，导致检测时不易发现。其代谢产物如甲氧基肾上腺素和甲氧基去甲肾上腺素可以长期存在，是诊断的有效标记物。因此，建议临床推广这种代谢产物的检测方法，以提高诊断的准确性。

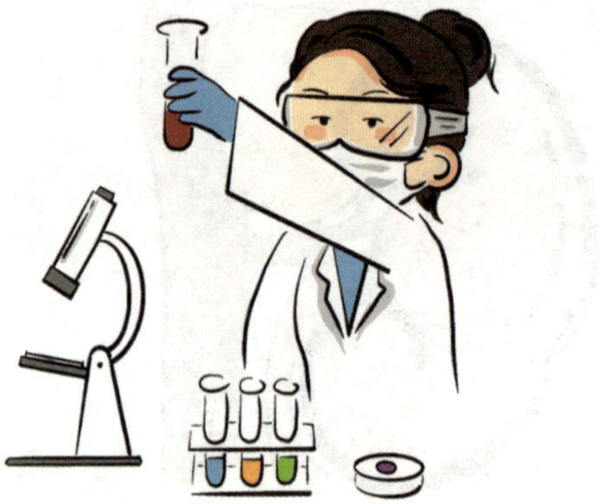

研究显示，嗜铬细胞瘤的发生与基因突变有关。约50%的患者存在基因突变，其中35%～40%是由于遗传性综合征引起的。约10%的嗜铬细胞瘤具有家族性。专家建议对所有嗜铬细胞瘤患者进行基因检测，根据肿瘤的位置和生化特征选择合适的检测方法。对于所有恶性嗜铬细胞瘤患者，建议检测SDHB基因；有家族史和遗传综合征表现的患者应直接检测相关的致病基因。

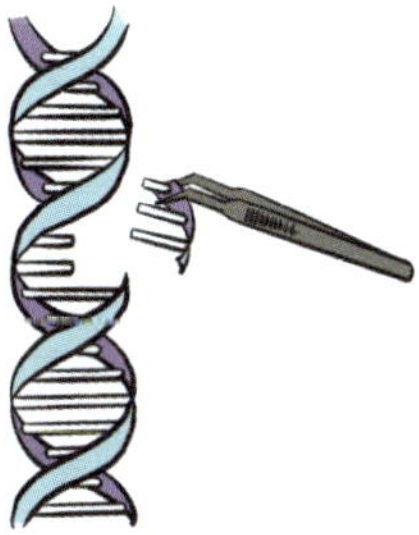

嗜铬细胞瘤是继发性高血压的常见原因之一，部分患者还可能出现高血糖和高血脂等代谢问题。术后1年随访中，患者的血糖、血脂和血压均恢复正常，这进一步证明了她的代谢异常与嗜铬细胞瘤相关。

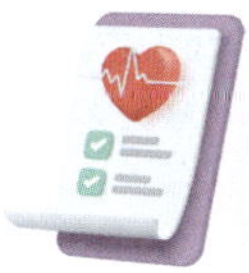

案例四 原发性醛固酮增多症引发的高血压病例

患者简介

孙女士49岁，是一名律师，身高163cm，体重65kg，她在3年前发现血压升高，同时伴有夜尿增多的症状。

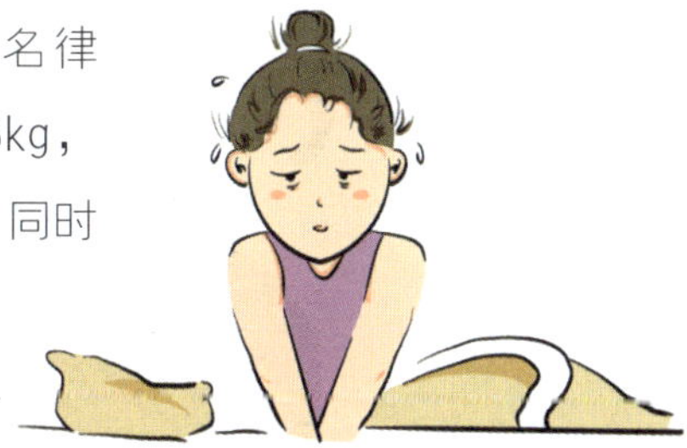

患者病史

患者主诉：感觉乏力并且夜尿增多已有3年，半年前发现血钾偏低。

现病史：3年前，患者开始感到乏力，并且夜尿增多，每晚需要上厕所2～3次。血压也开始升高，最高达到170/140mmHg，但没有出现头痛或头晕的症状。医生给她开了硝苯地平缓释片Ⅱ，每天服用1次，血压得到了控制。半年前，患者开始感觉腰背部胀痛，去医院检查后被诊断为左肾重度积水，同时发现血钾偏低。医生为她进行了左肾-膀胱DJ管置入术，并进行补钾治疗，但效果不明显。一个月后医生增加了卡托普利、螺内酯和美托洛尔等药物，患者的血压和血钾都恢复正常。半个月前，患者感觉腰背部胀痛症状有所缓解，就自行停止了这些药物。现在患者为了进一步治疗来住院。在病情发展过程中，患者没有出现满月脸、四肢变细等外貌变化，也没有发作性头痛、心悸、大汗或突发血压升高的情况。

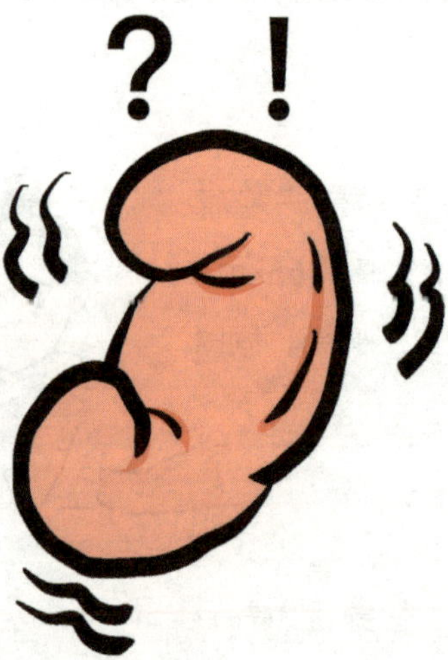

既往史：患者20年前因宫外孕做了输卵管结扎手术。2019年11月，患者被诊断为左肾重度积水，接受了左肾-膀胱DJ管置入术，术后尿量恢复正常，积水也有所缓解。两个月前拔除了DJ管，一个月前复查腹部CT显示左肾仍有积水，可能是因为肾盂输尿管连接部狭窄，导致左肾萎缩，右肾有囊肿。没有出现血尿或尿量减少，血肌酐检测正常，肾动态显像显示左肾的GFR为15ml/分钟。患者否认有糖尿病或冠心病的病史。

家族史：无高血压家族史；家族中父亲患肾囊肿。

个人史：生于原籍，否认近期疫区及流行病区接触史，否认工业毒物及放射性物质接触史。

婚育史：适龄结婚，育有1子，爱人健在。

就诊情况

孙女士因为3年前开始出现乏力和夜尿增多的症状，最近半年还发现血钾偏低，因此到医院就诊。医生在了解了她的现病史和既往病史后，为了进一步确定她的病情，进行了以下检查。

体格检查：没有发现明显的异常体征。

实验室检查：电解质检查显示血钾偏低，最初为3.01mmol/L，停止补钾后降到了2.58mmol/L，但尿钾正常。肾功能检查显示肌酐和肾小球滤过率正常。血常规、肝功能、血脂、血糖和甲状腺功能也都正常。

辅助检查结果：

双肾超声：显示左肾严重积水且左肾有萎缩，可能是由于肾盂输尿管连接部狭窄所致，右肾代偿性增大。

双肾动脉彩超：双肾动脉主干没有狭窄的迹象，但左肾内没有看到血流充盈，左肾动脉主干的阻力增高。

腹部增强CT：右侧肾上腺有一个约1.3cm的结节，增强扫描后显示强化；左侧肾上腺也有一个约1.8cm的实性结节，同样在增强扫描中显示强化。

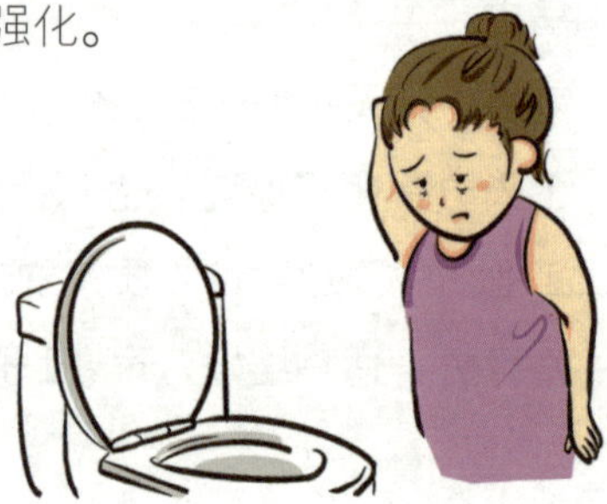

内分泌专科检查

肾上腺束状带功能检测：皮质醇的分泌节律出现紊乱，但促肾上腺皮质激素的节律正常。基线检测发现24小时尿皮质醇偏高。隔夜地塞米松抑制试验结果显示早上8点的皮质醇水平偏高。小剂量地塞米松抑制试验结果显示24小时尿皮质醇远远超过正常值（540.75 μg/24小时，正常应低于10 μg/24小时），早上8点的皮质醇也远高于正常值（7.57 μg/dl，正常应低于1.8 μg/dl）。大剂量地塞米松抑制试验显示24小时尿皮质醇显著偏高，早上8点的皮质醇为7.92 μg/dl。以上所有的地塞米松抑制试验结果均提示，患者的皮质醇分泌没有受到抑制。

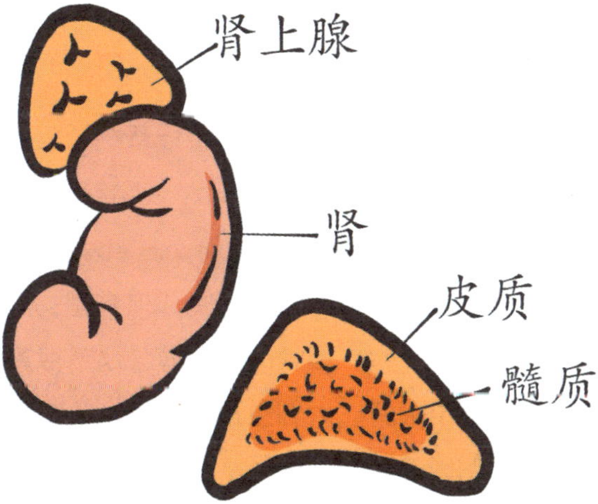

肾上腺髓质内分泌功能检查：血液中的氧甲基肾上腺素、氧甲基去甲肾上腺素和3-甲氧基酪胺都在正常范围内。

肾上腺球状带功能检查：醛固酮水平升高，而肾素水平偏低。患者站立时醛固酮水平明显升高，但醛固酮/肾素比值没有超过3.7。卡托普利试验后，醛固酮抑制率小于30%，结果为阳性，提示有问题。

双侧肾上腺静脉取血（AVS）：醛固酮分泌分析：右侧肾上腺的醛固酮/肾上腺素比值为23.2，远高于左侧，表明右侧肾上腺是主要的醛固酮分泌来源。皮质醇分泌分析：左右两侧肾上腺的皮质醇分泌差不多，没有一侧占明显优势。

病例分析

医生根据检查结果分析后，认为该患者可能患有以下疾病，并提供了相应的理由：

（1）原发性醛固酮增多症、右肾上腺醛固酮瘤、继发性高血压、低钾血症：患者的主要症状是高血压和低钾血症，伴有肾脏失钾。实验室检查显示醛固酮水平升高，肾素水平偏低，站立时醛固酮明显升高，卡托普利试验为阳性。此外，影像检查显示双侧肾上腺有结节，AVS检查结果提示右侧肾上腺是主要的醛固酮分泌来源。

（2）亚临床库欣综合征：虽然患者没有典型的库欣综合征外貌特征，血糖也正常，但她的皮质醇分泌节律紊乱。隔夜地塞米松试验和小剂量、大剂量地塞米松试验都显示皮质醇无法被抑制，明确诊断为非促肾上腺皮质激素依赖性库欣综合征。AVS结果显示左右两侧肾上腺的皮质醇分泌没有显著差异。

（3）左肾盂-输尿管连接部狭窄、左肾积水、萎缩：患者有夜尿增多和腰背部疼痛的症状，腹部CT检查提示左肾盂-输尿管连接部狭窄，导致左肾积水和萎缩。

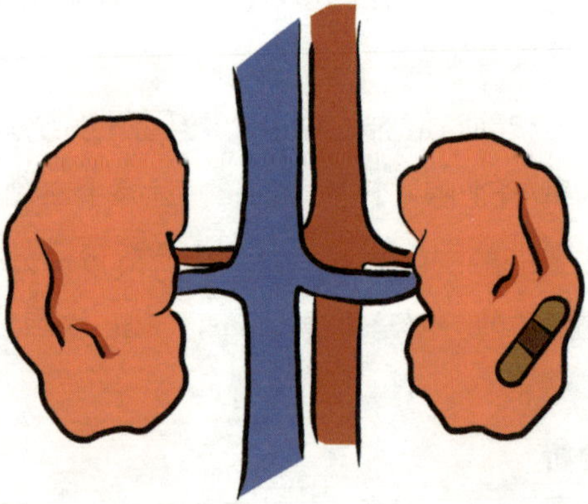

诊断结果

综上所述，医生对该患者给出的诊断结果为原发性醛固酮增多症、右肾上腺醛固酮瘤、继发性高血压、低钾血症；亚临床库欣综合征；左肾盂-输尿管连接部狭窄、左肾积水、萎缩。

治疗方案

（1）药物治疗：入院后给予螺内酯20mg每日2次+拜新同30mg每日1次+可多华4mg 每晚1次+口服补钾。

（2）手术治疗：由泌尿外科行腹腔镜下右肾上腺醛固酮瘤切除术。术后病理证实右侧肾上腺皮质腺瘤。

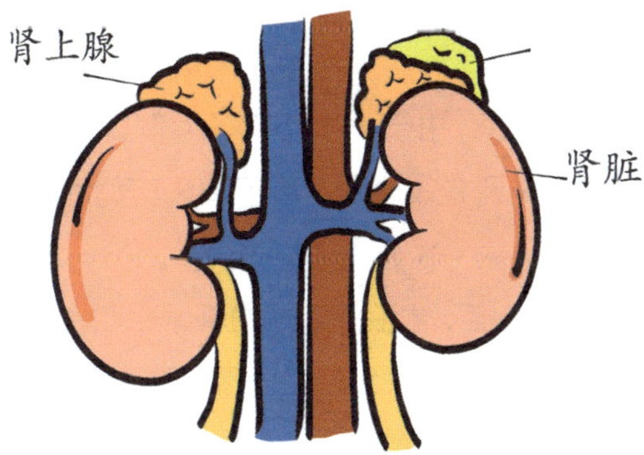

病情进展

术后复查显示患者在卧立位肾素-血管紧张素-醛固酮系统（RAAS）检测和卡托普利试验中，醛固酮水平并不高，但肾素仍然活跃，医生认为这可能和左肾的结构异常有关。患者使用厄贝沙坦后，血压能够维持在正常范围内，停用补钾药物后，血钾也保持正常。患者还被诊断为亚临床库欣综合征，内分泌医生认为由于患者没有出现库欣综合征的明显症状，目前不需要进行特殊治疗，只需继续门诊随访即可。

随访情况

1.血压控制

在术后随访的2个月期间，患者的血压维持在125～130/70～80mmHg，说明血压控制较为理想。

2. 血钾水平

术后随访期间，患者的血钾水平恢复正常，未出现低钾血症。

预后情况

（1）高血压：由于手术切除了右侧肾上腺醛固酮瘤，患者的高血压得到有效控制，服用降压药物后血压维持在正常范围内。

（2）低钾血症：术后患者的血钾水平恢复正常，未再出现低钾血症，说明肾性失钾问题已得到解决。

（3）库欣综合征：虽然患者被诊断为亚临床库欣综合征，但由于无明显的库欣貌且血糖正常，预后较为良好。皮质醇节律紊乱需要定期监测，但目前没有明显症状。

（4）左肾情况：患者的左肾盂-输尿管连接部狭窄、左肾积水和萎缩问题依然存在，需继续观察并可能需要进一步治疗。夜尿增多和腰背痛等症状需要定期复查并采取相应的对策。

讨论

这位患者在46岁时发现血压偏高，必须使用三种降压药才能将血压控制正常。同时，她还出现了自发性的低钾血症和肾脏失钾，医生高度怀疑她患有原发性醛固酮增多症（PA）。

在进行卧立位RAAS检测后，结果显示她的醛固酮水平偏高，肾素水平正常，站立时醛固酮水平明显升高。然而，醛固酮/肾素比值（ARR）测试结果为阴性，无法确诊PA。ARR的结果受多种因素影响，比如服用的药物（如β受体阻滞剂、利尿剂、ACE抑制剂等）、肾功能不全、肾血管性高血压以及血钾水平。因此，指南建议在进行ARR检测前，血钾应维持在4.0mmol/L以上。对于高度怀疑PA的患者，可能需要多次进行ARR检测，并通过其他试验（如生理盐水输注试验、卡托普利试验等）来确诊。

在这位患者的案例中，由于螺内酯停药时间较短、低钾血症以及左肾萎缩，可能导致了ARR结果为假阴性。如果这些因素得到纠正，ARR的值可能会更高。结合她的肾脏失钾情况以及卡托普利试验中醛固酮未被抑制的结果，基本可以确诊为PA。

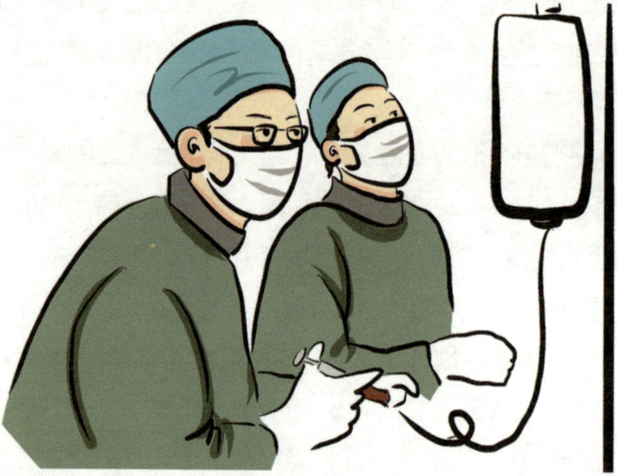

根据中国高血压防治指南，下一步需要进行影像学检查和AVS（肾上腺静脉取血）定位诊断。AVS是判断单侧还是双侧肾上腺病变的“金标准”。对于已经确诊为原发性醛固酮增多症（PA）的患者，AVS可以帮助区分是单侧病变（通常是醛固酮腺瘤）还是双侧病变（通常是特发性醛固酮增多症），从而决定后续的治疗方案。

在这个病例中，患者的影像学检查显示双侧肾上腺都有1cm以上的结节，并且患者有手术意愿，因此需要通过AVS进一步确认是否有一侧肾上腺分泌醛固酮的优势。如果存在优势侧，建议进行手术切除；如果没有优势侧，则采取药物治疗。

案例五
大动脉炎和甲状腺功能亢进继发的高血压病例

患者简介

周女士是一名大学生，年龄18岁，身高167cm，体重50kg。1个月前出现心悸和乏力，半个月前发现血压高。

患者病史

患者主诉：活动后出现心悸和乏力，血压高。

现病史：半个月前在当地医院就诊发现血压162/80mmHg，最大血压190/87mmHg。1个月前开始间歇性发生活动后出现心悸和乏力。

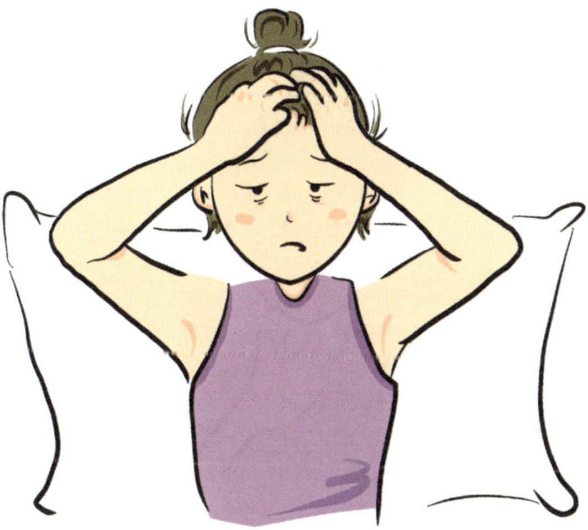

既往史：无药物过敏史，无输血史，否认肝炎、结核病史，否认外伤史，否认食物及药物过敏史。

家族史：否认家族遗传倾向的疾病、否认家族传染病。

个人史：生于原籍，否认近期疫区及流行病区接触史，否认工业毒物及放射性物质接触史。

婚育史：未婚未育。

就诊情况

周女士是一位18岁的年轻女性，由于近日活动后出现心悸和乏力到医院就诊。周女士半月前曾在外院发现血压高，为了进一步诊断，医生对其做了如下检查。

一般检查：脉搏111次/分，右臂和左臂血压分别为150/72和81/48mmHg。甲状腺肿大，左侧锁骨上和锁骨下区域、颈部和肚脐上方 2cm 处有血管杂音。左上肢脉搏减弱，其余部分正常。

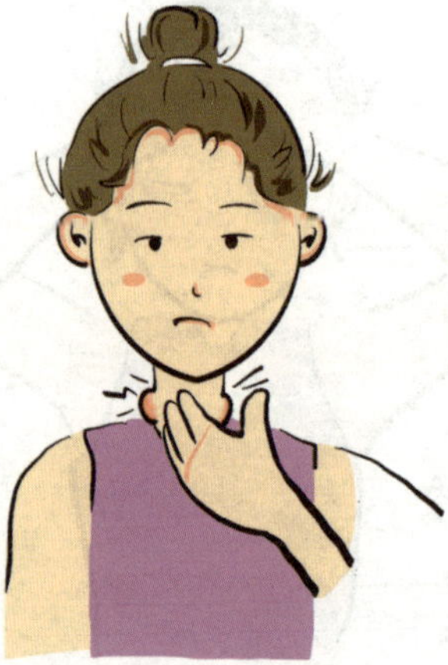

实验室检查：显示血红蛋白99g/L（偏低），血细胞比容28.9%（偏低），平均红细胞体积65fL（偏低），平均红细胞血红蛋白22.3pg（偏低），C反应蛋白（CRP）17.11mg/L（偏高）。红细胞沉降率（ESR）53mm/h（偏高）。三碘甲状腺原氨酸4.31ng/mL（偏高）、四碘甲状腺素正常、无血清三碘甲状腺原氨酸正常、无血清甲状腺素正常、促甲状腺激素（TSH）0.008μIU/mL（偏低）、甲状腺过氧化物酶抗体96.56IU/mL（偏高）、促甲状腺受体抗体 18.07IU/L（偏高）。

辅助检查：右上肢动态血压：24小时平均血压154/69mmHg，心率123次/分钟。白天平均血压156/70mmHg，心率124次/分钟。夜间平均血压147/66mmHg，心率119次/分钟。四肢血压和踝肱指数（ABI）：左上肢血压94/56mmHg，右上肢血压150/67mmHg，左下肢血压75/51mmHg，右下肢血压76/54mmHg，右ABI为0.51，左ABI为0.50。

心电图：窦性心动过速。

甲状腺超声：甲状腺大，供血充足，双侧颈总动脉壁弥漫性增厚。

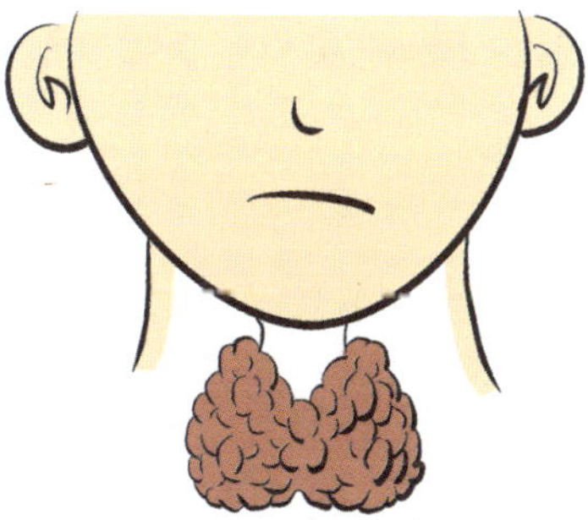

甲状腺肿大

计算机断层扫描血管造影（CTA）：主动脉弓、胸主动脉、腹主动脉、左锁骨下动脉壁增厚、轻度狭窄、右肾动脉近端重度狭窄。左肾小球滤过率59.79mL/分钟，右40.5mL/分钟。

磁共振血管造影显示：脑动脉和双侧大脑中动脉M1段威利斯环的异常变化与动脉炎一致，甲状腺核素成像显示甲状腺弥漫性肿大，摄取功能增强。

病例分析

医生根据以上检查结果进行了病例分析。患者为年轻女性，血压升高并且间歇出现活动后心悸和乏力，心率表现窦性心动过速，甲状腺肿大，考虑甲状腺功能亢进。根据甲状腺相关激素的实验室检查结果以及甲状腺超声可诊断甲状腺功能亢进。影像学检查显示多发性血管狭窄，考虑大动脉炎，根据磁共振血管造影可确诊。同时由于以上两种疾病造成患者存在继发性高血压病。

诊断结果

最终医生给出的诊断结果为甲状腺功能亢进、大动脉炎以及继发性高血压病。

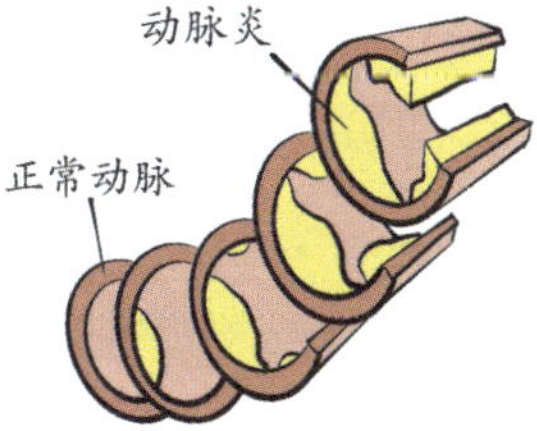

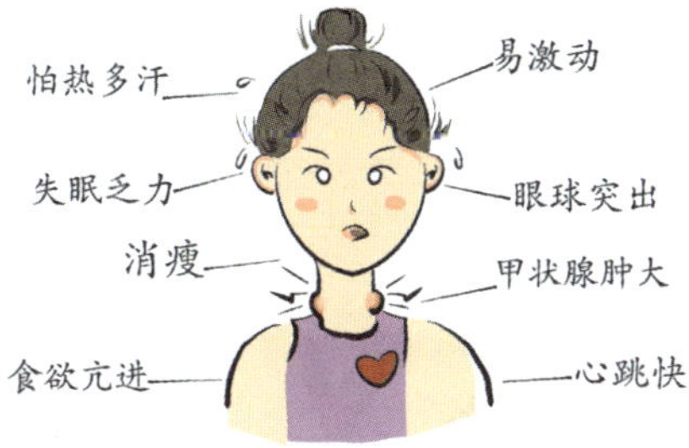

治疗方案

（1）药物治疗：每日1次硝苯地平控释片30mg、泼尼松龙1mg/kg/天以及阿司匹林100mg、奥美拉唑、叶酸、钙和维生素D。

（2）生活方式调整：低盐低脂无碘饮食。

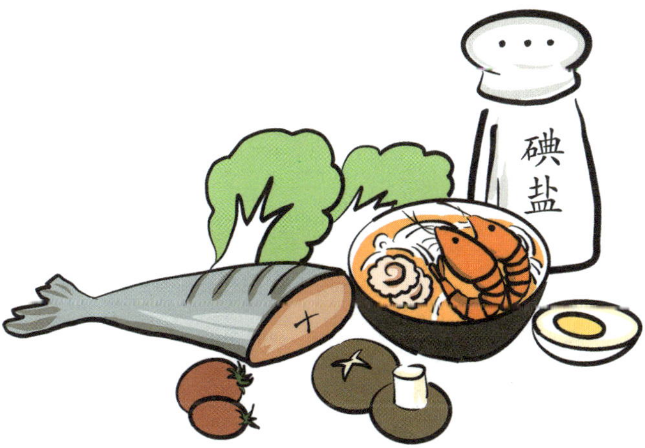

（3）介入治疗：待患者C反应蛋白及红细胞沉降率降低至正常稳定之后，安排进行介入治疗。医生根据患者血管造影结果，对患者左锁骨下动脉、左腋动脉、右肾动脉、左股浅动脉、动脉、股浅动脉均采用球囊扩张治疗。

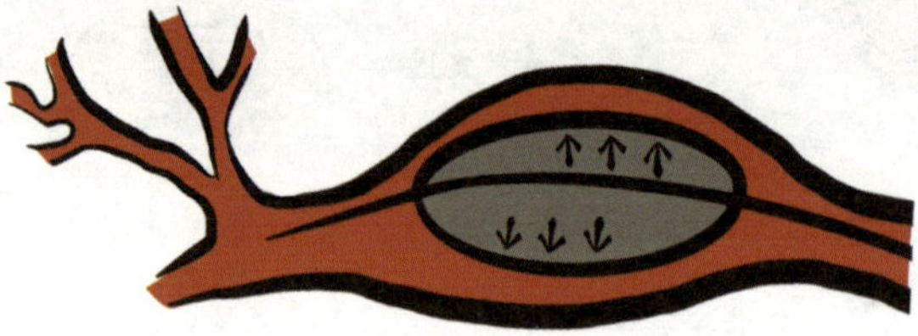

病情进展

治疗后，患者的踝臂指数（ABI）有所改善，左右上肢的血压差显著降低。左上肢血压为128/72mmHg，右上肢为148/79mmHg，左下肢为135/71mmHg，右下肢为125/69mmHg，右侧ABI为0.84，左侧为0.91。血压比之前有所下降，降压药调整为氨氯地平，每日1次5mg。经过活动后，她的心悸和虚弱感也有所改善。患者的临床症状明显好转，已安排出院。

随访情况

1.血压监测

患者的血压在接受治疗后逐步稳定，并且在随访期间保持在正常范围内。

2. 血液常规检查

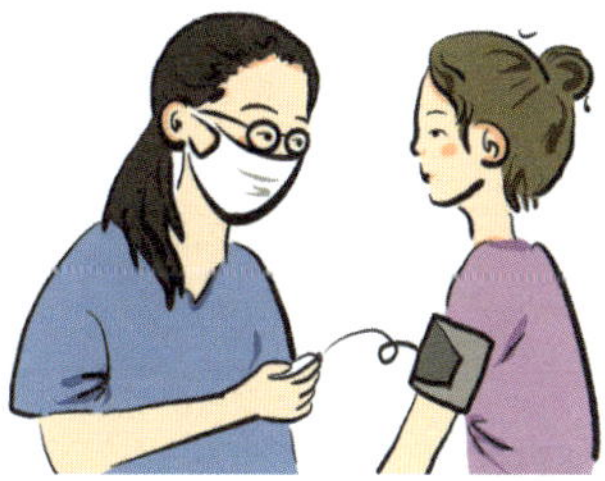

血液常规结果显示，患者的血红蛋白水平恢复到正常范围内，可停用多糖铁复合物。

3. 甲状腺功能检测

甲状腺激素水平定期监测。根据结果，甲巯咪唑剂量从最初的10mg逐步减少到2.5mg，目前患者的甲状腺功能处于良好控制状态。

4. 炎症指标监测

红细胞沉降率和C反应蛋白均保持在正常范围内，显示患者的炎症状况得到了有效控制。

5. 泼尼松剂量调整

随着炎症指标的改善，泼尼松剂量逐步减少至15mg/天，并且患者未出现显著的不良反应。

预后情况

患者在持续接受门诊随访评估和药物剂量调整。总体而言，她的预后良好。定期随访和监测确保了疾病的良好控制，预防了复发和并发症的发生。通过逐步减少药物剂量，患者的依从性和生活质量也得到了提高。

在未来的管理中，继续保持每3个月1次的随访频率，监测各项生化指标和临床症状，并根据结果调整治疗方案是必要的。这样可以确保患者在维持疾病控制的同时，减少长期药物使用带来的潜在副作用。

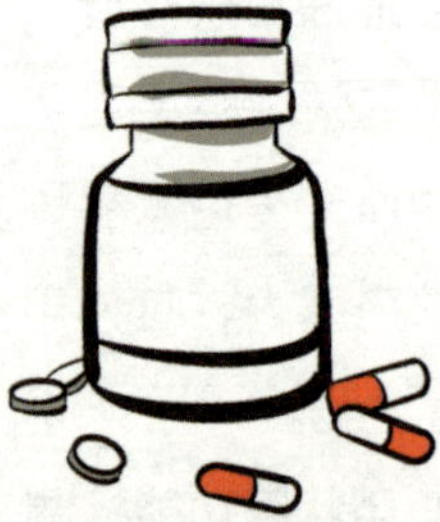

讨论

这个病例涉及一位年轻女性，因高血压前来就医。虽然她的缺血症状不明显，但活动后感到四肢无力，这可能与她的年龄和身体的适应能力有关。结合检查结果，患者的病程似乎并不短暂，已知的大动脉炎已影响到脑血管，因此需要积极进行抗炎治疗，以稳定炎症，防止脑血管意外发生。

经过肾动脉和下肢血管的球囊扩张后，患者的血压得到了良好控制，踝臂指数（ABI）明显改善。双上肢的收缩压差从大约60mmHg降低到20mmHg，患者的症状也有所缓解。

该患者同时患有大动脉炎和甲状腺功能亢进症，这两种疾病都是导致继发性高血压的原因。及早诊断和治疗这两种病症，有助于预防严重的并发症。确定高血压的具体原因至关重要，建议对新诊断的患者进行双上肢的血压测量。如果没有进行这样的测量，可能会漏诊血管问题。

必须明确血管狭窄的原因，否则进行介入治疗可能会加重病情。如果不对患者的病因进行调查，缺乏抗炎治疗而直接进行手术，可能会导致血管闭塞。在控制这两种疾病后，患者的血压更容易维持在正常范围，从而减少高血压对器官的损害和并发症的风险。这两种疾病与自身免疫有关系，过去类似的病例较少，可能存在共同的自身免疫标志物。

第二章 高血压急症病例

案例一 高龄女性高血压急性发作引起的高血压危象病例

患者简介

王女士是一个退休女教师，年龄70岁，身高155cm，体重55kg。她由于近2日感觉头晕伴恶心、呕吐入院。

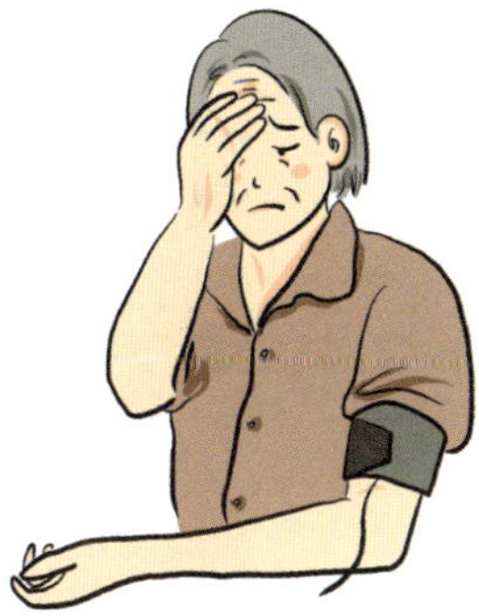

患者病史

患者主诉：发现血压高5年。头晕，血压波动2天。

现病史：患者在5年前发现血压升高，超过140/90mmHg，后来多次测量都显示高于正常，最高时达到200/120mmHg。医院曾诊断为“高血压病3级”，但一直没有接受正规治疗，平时没有服用药物，血压控制较差，波动很大，时常感到头昏。最近2天，患者在没有明显原因的情况下出现头昏，回家后多次测量血压，发现波动在200/120mmHg左右，同时伴有恶心和呕吐（内容物较少），没有出现肢体麻木或活动障碍。为了进一步诊断和治疗，患者入院。自发病以来，患者没有腹痛、腹泻，也没有周期性麻痹、口渴或多尿的症状，没有黑暗中失去意识或晕厥。精神状态、饮食和睡眠都正常，大小便情况也正常，体重没有明显变化。

家族史：否认家族遗传倾向的疾病、否认家族传染病。

个人史：生于原籍，否认近期疫区及流行病区接触史，否认工业毒物及放射性物质接触史，饮酒，无吸烟史。

婚育史：适龄结婚，育有2子2女，爱人健在，子女均体健。

月经史：52岁绝经。

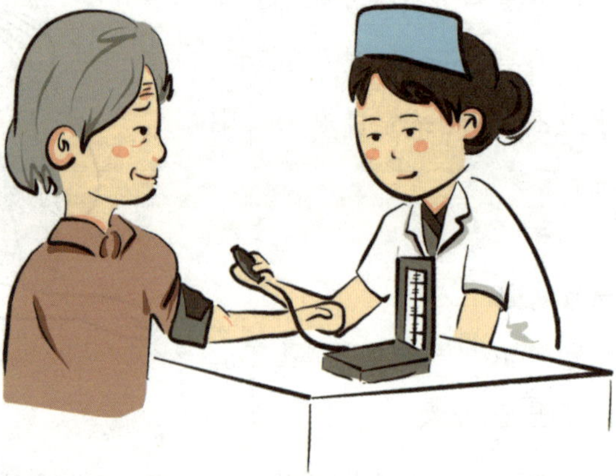

就诊情况

王女士由于以上不适症状由子女陪同前往医院进行诊治。医生在测量她的血压时发现，她的血压为240/120mmHg，远远高于正常值。医生询问了她的现病史和家族病史，得知她5年前就被诊断为“高血压3级”，但一直没有接受治疗。之后，医生进一步为王女士做了以下检查，结果如下。

一般检查：医生对患者进行了全身体格检查，发现患者一般情况可，发育正常，营养中等，步入病房，神志清楚，检查合作。皮肤、黏膜、全身浅表淋巴结、头部五官、颈部、胸部、腹部及四肢均正常，无明显病理表现。

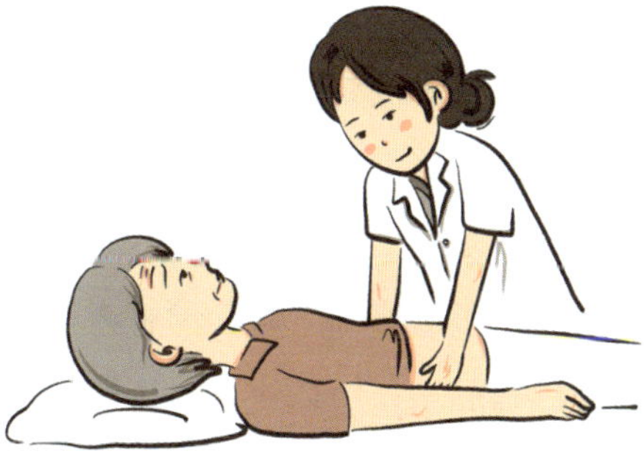

专科检查：对患者进行了心脏的专科检查，听诊发现心率82次/分，节律齐；叩诊发现心浊音界向左扩大。其余包括心尖搏动、心音、周围血管征均正常。

辅助检查：心电图表现正常窦性心律；头颅CT平扫结果发现：①双侧基底节区点状低密度影，腔隙性脑梗死可能。②双侧侧脑室旁小片状白质密度减低影，多考虑白质脱髓鞘表现，请结合临床必要时进一步行MR检查。心房彩超：左房扩大，主动脉瓣轻度狭窄，肺动脉压增高。

实验室检查：尿蛋白（PRO）（+-），上皮细胞数正常，总胆固醇5.34mmol/L（边缘升高），总胆红素24.3μmol/L（偏高），间接胆红素17.6μmol/L（偏高），碱性磷酸酶177U/L（偏高），白细胞正常，中性粒细胞百分比正常，红细胞正常，血红蛋白正常，血小板正常。

病例分析

医生根据这位老年女性的情况进行分析。她有5年的高血压史，最近出现头晕，血压波动持续了两天。既往有高血压的记录，入院时检查发现心脏扩大，心电图显示为窦性心律。

医生同时进行了几个疾病的鉴别诊断。首先是肾性高血压，但由于患者没有肾小球肾炎的病史，也没有发热、血尿或浮肿的症状，因此不考虑这个可能性。进一步的肾功能和尿常规检查也排除了该病。

其次，医生考虑了嗜铬细胞瘤，但患者没有心动过速、头痛、出汗和苍白等症状，所以也暂时排除这个可能性。接下来会进行香草基杏仁酸（VMA）检查和肾上腺CT检查以进一步确认。

最后，医生排除了脑血管意外，因为患者没有出现肢体麻木、活动障碍、偏瘫、失语、偏盲、头痛、恶心或呕吐等症状，CT或MRI检查也可以明确诊断，因此不再考虑这个选项。

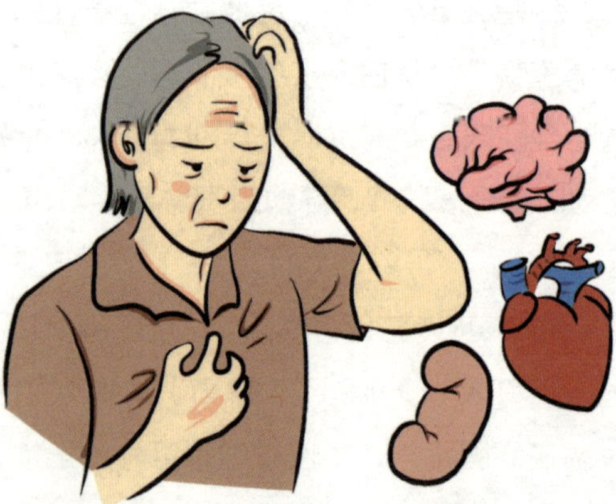

诊断结果

最终医生给出的诊断结果为高血压病3级（极高危组），高血压危象。

治疗方案

1.急性期处理

卧床休息，减少体力活动，降低心脏负荷。

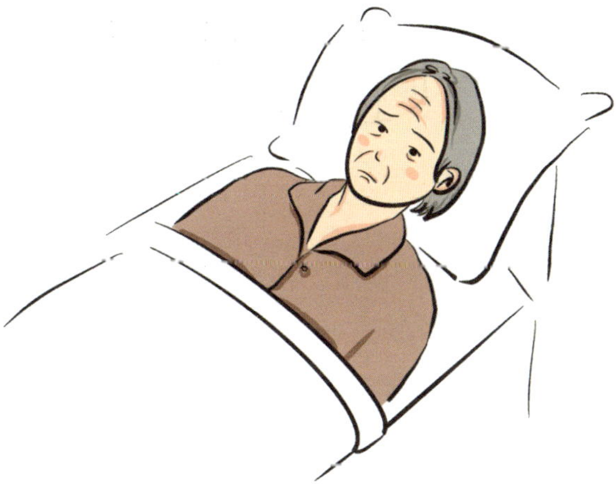

2.药物治疗

（1）降压药物

静脉用药：常用药物包括硝普钠、拉贝洛尔和尼卡地平。

口服药物：如口服拉贝洛尔、硝苯地平等。需谨慎使用，避免过度降压。

（2）利尿剂：如呋塞米，用于处理可能的液体潴留。

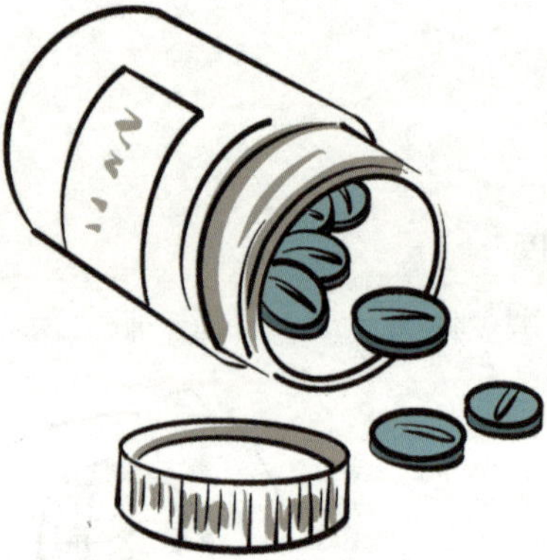

3.监测与调整

（1）连续监测：使用动态血压监测设备，每15～30分钟测量1次血压，密切观察血压变化。

（2）症状监测：监测患者的意识状态、心率、呼吸、尿量等。

预防与长期管理

（1）药物调整：根据急性期处理的效果，调整长期降压药物方案。常用药物包括ACE抑制剂、ARB、钙通道阻滞剂和噻嗪类利尿剂。

（2）生活方式干预：建议低盐饮食、适量运动、戒烟限酒、保持健康体重。

（3）定期随访：每3～6个月随访1次，监测血压、心功能和肾功能，调整治疗方案。

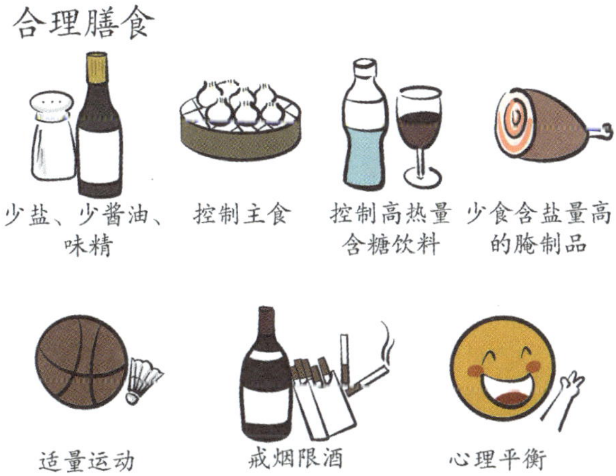
合理膳食
少盐、少酱油、味精
控制主食
控制高热量含糖饮料
少食含盐量高的腌制品
适量运动
戒烟限酒
心理平衡

并发症处理

（1）心脏并发症：如急性冠脉综合征，需立即心内科会诊，可能需要进一步干预如冠脉造影等。

（2）脑血管并发症：如急性脑卒中，需神经内科会诊，可能需要影像学检查（如CT或MRI）和溶栓治疗。

（3）肾功能损害：需监测肾功能，调整用药，避免使用肾毒性药物。

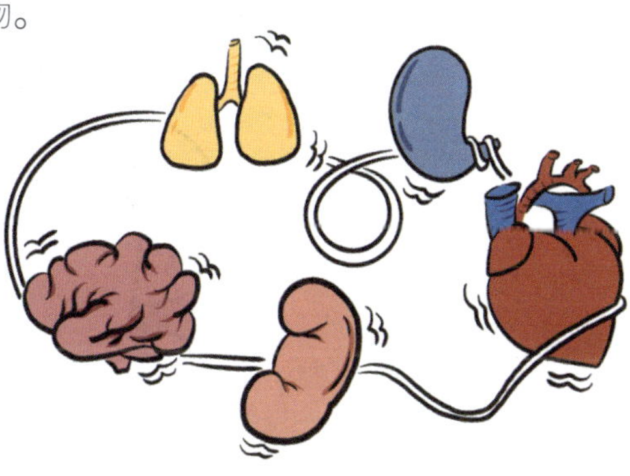

注意事项

（1）避免过度降压：尤其是老年患者，降压速度过快可能导致心脑血管灌注不足，增加并发症风险。

（2）个体化治疗：根据患者的具体情况和反应，个体化调整治疗方案。

预后情况

（1）近期预后:由于患者血压高达240/120mmHg，存在严重的高血压危象风险。如果急性期处理及时、有效，预计患者的血压可以在短期内降至相对安全的水平（如180/110mmHg以内）。但是，降压过程需要密切监测，以防止降压过快导致的心脑血管并发症。

（2）远期预后:患者的远期预后取决于多个因素，包括药物依从性、生活方式管理和并发症控制。考虑到患者目前存在疾病知识缺乏，需要特别关注并加强健康教育。通过持续的健康教育和家庭支持，患者的血压有望逐步稳定在<150/90mmHg范围内。良好的预后还依赖于对潜在心脑血管并发症的早期识别和管理。

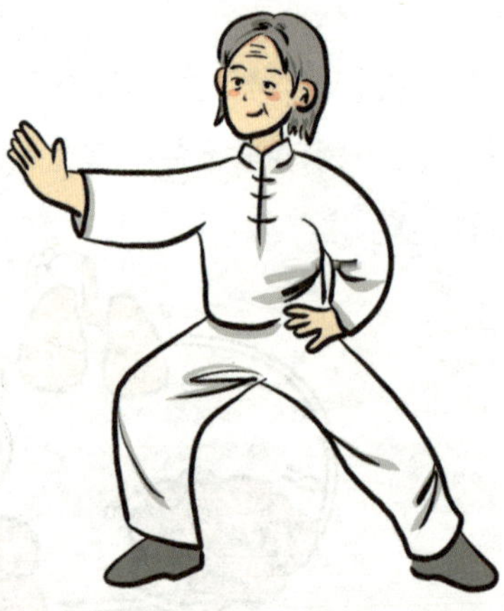

随访情况

1.出院前评估与教育

在患者出院前，医疗团队需确保患者及其家属充分理解高血压管理的重要性，并掌握基本的药物服用方法和注意事项。出院前进行详细的健康教育，强调按时服药的重要性，并提供书面材料以帮助患者记忆和遵循医嘱。

2.初次随访

出院后1周内安排初次随访，主要目的是评估血压控制效果、药物副作用及依从性。由于患者药物依从性较差，建议家属共同参与，帮助监督药物服用情况。若发现药物依从性问题，需立即调整管理策略，如使用更简单的药物方案或引入服药提醒工具。

3.定期随访

（1）频率：每月随访1次，直至患者的血压稳定在目标范围内，然后逐步延长随访间隔至每3个月1次。

（2）内容

血压监测：每次随访时测量并记录血压，评估血压控制情况。

药物调整：根据血压变化和副作用情况，调整药物种类和剂量。

生活方式指导：应鼓励患者进行适量强度活动，如每日散步、柔软体操等。饮食方面，继续强调低盐饮食、多摄入蔬菜水果。

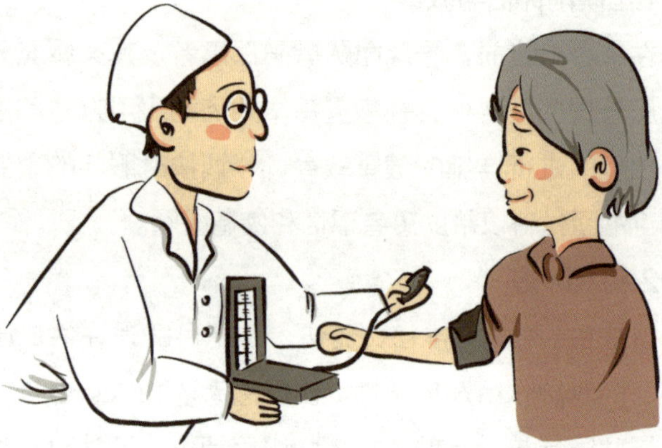

4.专科随访

（1）心内科随访：对于有心脏并发症风险的患者，建议每6个月进行1次心内科随访，评估心功能，必要时进行心电图或超声心动图检查。

（2）神经内科随访：对于有脑血管事件史的患者，建议每6个月进行1次神经内科随访，监测神经功能恢复情况，预防再发。

心理和社会支持

（1）心理支持：考虑患者的年龄和疾病负担，提供必要的心理支持，帮助患者应对慢性病管理的心理压力。可建议患者参加高血压患者支持小组或寻求专业心理咨询。

（2）家属参与：鼓励家属积极参与患者的健康管理，帮助监督药物服用，提供情感支持，并协助生活方式调整。

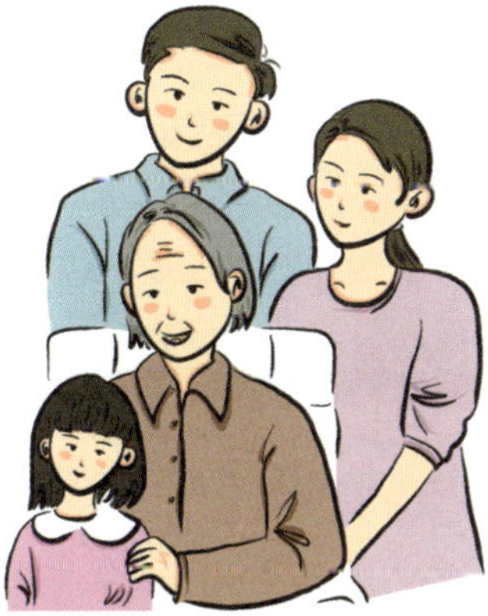

讨论

针对这位老年患者，医生提出了以下治疗建议：降压治疗应根据患者的具体情况量身定制，定期随访，并根据治疗效果及时调整方案。推荐使用长效、平稳的降压药物，对于高龄老人，可以从小剂量开始。此外，还需定期评估高血压对心脏和其他器官的影响，如心脏超声和眼底检查。通过健康教育、家人监督和定期随访，可以帮助提高患者的用药依从性。

高血压是最常见的慢性病，也是心脑血管疾病的主要危险因素。正常人的血压会因内外环境的变化而在一定范围内波动。整体上，血压水平随着年龄增长而升高，尤其是收缩压更为明显，但50岁后舒张压通常会下降，脉压也随之增大。近年来，人们对心血管疾病的多重危险因素以及保护心、脑、肾等靶器官的认识不断加深，导致高血压的诊断标准也在调整。现在认为，即使是同一血压水平，患者发生心血管疾病的风险也可能不同，因此有了血压分层的概念，意味着不同风险的患者应有不同的理想血压水平。

评估血压值和相关危险因素是制定高血压治疗方案的主要依据。不同患者的高血压管理目标可能不同，医生在参考标准的基础上，会结合患者的具体情况判断最合适的血压范围，采取针对性的治疗措施。在改善生活方式的基础上，建议使用24小时长效降压药物来控制血压。此外，患者也应关注家庭中早晨的血压监测，以便更好地控制血压，降低心脑血管事件的发生率。

案例二
高血压急症导致的脑出血病例

患者简介

周先生是一名厨师，年龄50岁，身高177cm，体重80kg。周先生有7年高血压病史，他自从一年前开始不服用降压药而导致血压持续升高1年，并且在4小时前突发意识丧失而紧急送往医院。

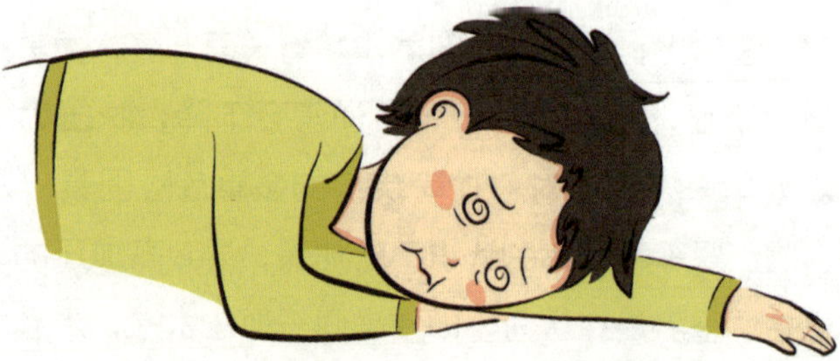

患者病史

患者主诉：血压未经控制升高1年，意识丧失4小时。

现病史：患者血压升高1年，最高160/110mmHg，未服药控制。今晨5点起患者无明显诱因出现意识障碍、昏睡、呕吐胃内容物，无发热、呕血。

既往史：既往高血压病病史7年，血压高时达170～180/100mmHg，口服卡托普利片；无冠心病、糖尿病病史，无肝炎、结核等传染病史，无外伤输血手术史，无药物及食物过敏史。

家族史：父亲患有高血压病。

个人史：生于原籍，否认近期疫区及流行病区接触史，否认工业毒物及放射性物质接触史。无性病史。

婚育史：适龄结婚，育有1子，爱人健在。

就诊情况

周先生今晨由于突发意识丧失由家人送至急诊就诊，医生迅速对患者进行了查体，并询问患者家属以了解患者的病史情况。医生对其的检查结果如下。

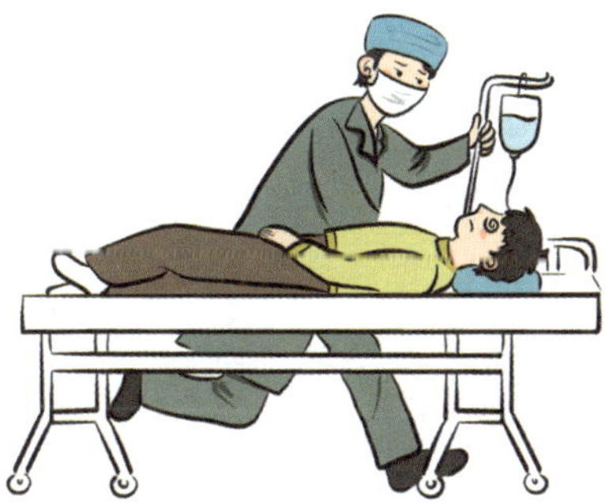

体格检查：患者查体双侧瞳孔等大等圆，直径2mm，直接间接对光反射灵敏，格拉斯哥昏迷评分（GCS评分）为10分（E2V3M5），为中度意识障碍。血压200/110mmHg，心律92次/分。其他体格检查均未发现异常。

脑CT检查：右侧丘脑区出血并进入脑室。

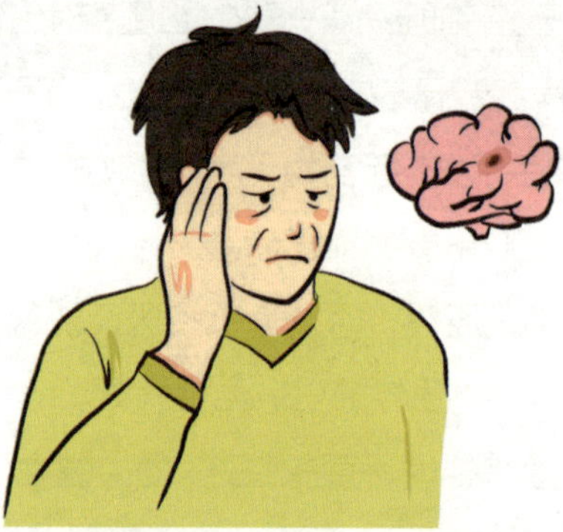

病例分析

根据周先生的检查结果，医生进行了病例分析。结合他的病史、体检和脑CT结果，确诊为高血压脑出血。这是因为周先生长期高血压没有得到有效控制，导致血管变脆，从而引发了自发性脑出血。此外，他入院时血压高达200/110mmHg，远超正常水平，说明是高血压急症。长期高血压未能控制，导致了这次严重的脑出血并发症。

同时，医生还考虑了以下几种可能的疾病进行鉴别诊断：

（1）脑梗死（缺血性卒中）：通常会出现突发的神经功能缺损，可能伴有意识障碍，但不会在影像学上显示急性颅内出血的迹象。

（2）颅内肿瘤：可导致慢性头痛、癫痫发作和神经功能缺损，病情发展缓慢。CT或MRI检查未发现占位性病变，因此可以排除。

（3）脑动静脉畸形：可能会导致反复头痛、癫痫发作或自发性颅内出血，通常见于年轻患者。脑血管造影或MRI未发现脑血管畸形，也可排除。

（4）蛛网膜下腔出血：特征为突发剧烈头痛、颈部僵硬和意识障碍，通常由颅内动脉瘤破裂引起。CT检查未发现基底池或脑沟内的高密度影，也可排除。

（5）脑炎或脑膜炎：表现为发热、头痛、颈部僵硬和意识障碍，可能伴有呕吐和癫痫发作。影像学检查未见脑实质或脑膜的炎症改变，因此也可排除。

诊断结果

医生最终对这名患者的诊断为高血压脑出血和高血压急症。

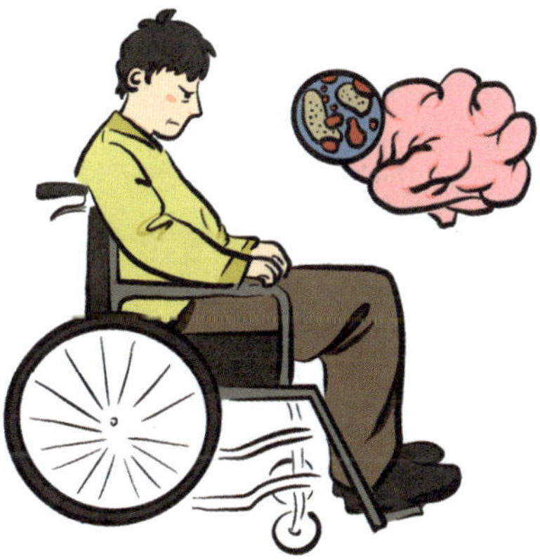

治疗方案

1.手术治疗

在全身麻醉下，为患者进行了右侧侧脑室穿刺置管外引流术。手术过程顺利，成功置入外引流管1根，以缓解颅内压及引流脑室内积血。

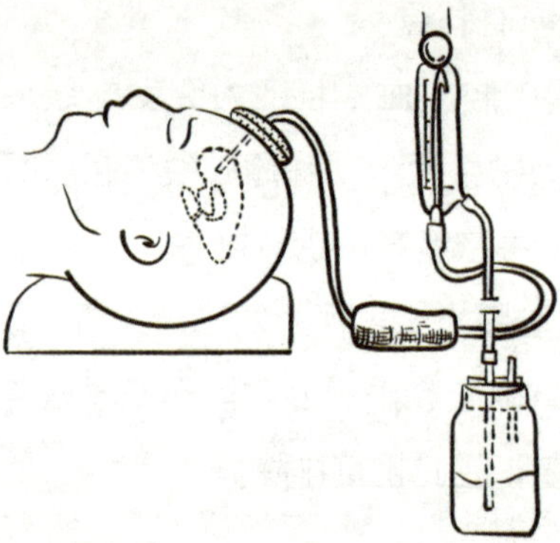

2.术后处理

（1）补液治疗：术后给予适量的静脉补液，维持患者体内液体和电解质平衡，确保患者有足够的血容量。

（2）胃肠营养：通过鼻胃管或肠内营养制剂，提供充足的营养支持，维持患者的能量和营养需求，促进术后恢复。

（3）抗生素治疗：预防性使用广谱抗生素，防止术后感染，尤其是脑室外引流管置入后可能引起的颅内感染。

（4）脑保护措施：使用降颅压药物（如甘露醇或高渗盐水）以降低颅内压，避免脑水肿和脑组织损伤。

（5）对症支持治疗：包括止吐、止痛、控制血压等，对症处理患者术后可能出现的不适症状。

（6）生命体征监测：严密监测患者的血压、心率、呼吸、体温及意识状态，及时发现和处理术后并发症。

（7）高血压管理：术后立即使用静脉降压药物，如硝普钠、拉贝洛尔等，逐步平稳降压，避免血压骤降造成脑灌注不足。血压稳定后，逐渐过渡到口服降压药物，如ACEI（卡托普利）或ARB（缬沙坦），长期控制血压。

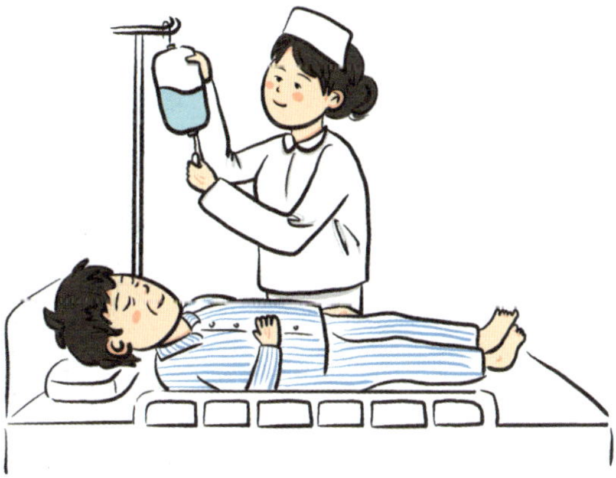

3.术后影像学检查

术后复查头颅CT，评估血肿的吸收情况和脑室外引流管的效果，结果显示血肿吸收情况良好，未见明显并发症。

随访情况

1.术后第1周

患者恢复情况良好，意识逐渐清晰，能够进行简单的交流和肢体活动。脑室外引流管仍在位，定期更换引流袋，预防感染。血压控制在合理范围，未出现明显波动。

2.术后第2周

患者逐步开始自主进食，胃肠功能恢复正常。血压控制稳定，无明显头痛和呕吐。复查CT显示脑室内积血明显减少，颅内压恢复正常范围。降压药物调整至口服形式，并进行个体化剂量调整。

3.术后第4周

患者康复顺利，已经能够下床活动，进行简单的日常生活活动。脑室外引流管在确认无感染及脑脊液引流正常后予以拔除。患者出院，继续居家康复，定期监测血压并记录。医生根据血压情况调整降压药物的种类和剂量。

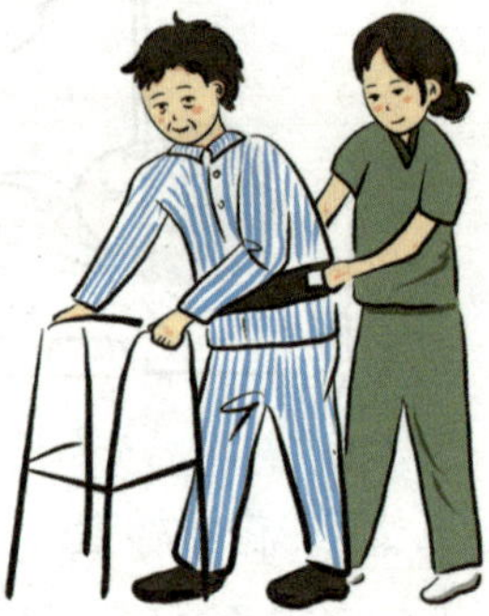

预后情况

（1）短期预后：患者术后恢复情况良好，脑室内积血基本吸收，颅内压恢复正常。生命体征稳定，未出现术后严重并发症。患者自主活动能力恢复较好，基本生活能够自理。

（2）长期预后：患者需长期进行血压监测和控制，预防高血压再次引发脑血管意外。建议定期随访神经内科及心内科，进行全面健康检查。加强生活方式管理，包括低盐低脂饮食、适量运动、戒烟限酒，减少高血压及心脑血管疾病的风险。

（3）可能面临的挑战：高血压脑出血的长期预后与多种因素相关，包括患者的年龄、基础健康状况、术后康复情况及血压控制效果。患者需密切关注血压变化，及时调整治疗方案，预防再发脑血管事件。定期进行康复训练，促进神经功能的恢复和维持。

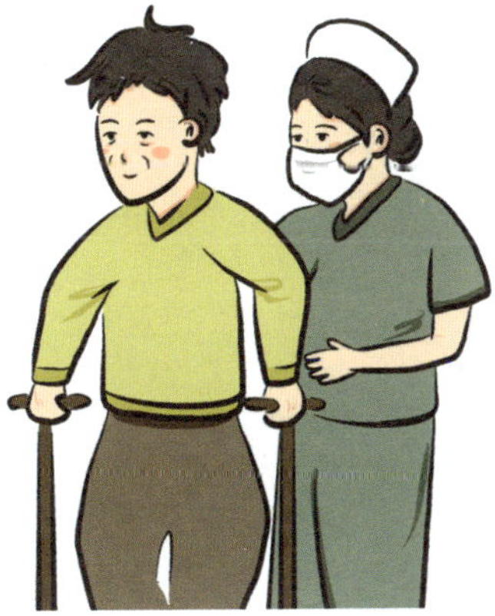

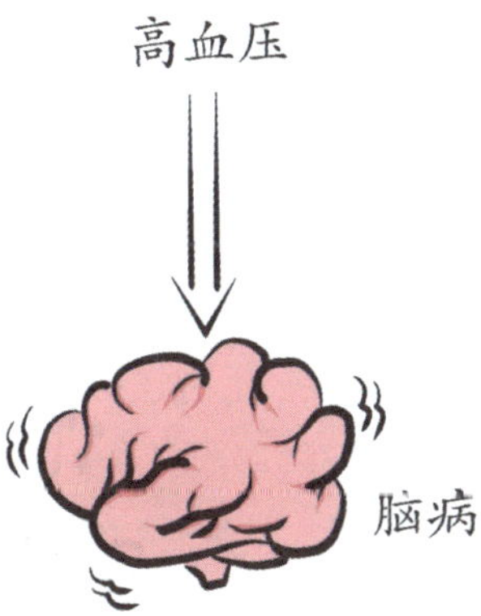

讨论

高血压常导致脑底小动脉发生病理性变化，这些变化在小动脉的管壁上表现为玻璃样或纤维样变性，并伴有局灶性出血、缺血和坏死。这些病理性变化使脑血管更加脆弱，容易在受到外界刺激时破裂出血。情绪激动、过度脑力与体力劳动或其他因素可引起血压剧烈升高，从而导致已病变的脑血管破裂出血。以豆纹动脉破裂最为多见，其他依次为丘脑穿通动脉、丘脑膝状动脉和脉络丛后内动脉等。控制高血压对于预防这些严重并发症是非常必要的。

案例三 高血压危象合并急性左心衰竭病例

患者简介

陈先生是一名工程师，年龄41岁，身高179cm，体重80kg。陈先生有10年高血压病史，在夜晚睡眠时他突发呼吸困难并持续40分钟而被紧急送入医院急诊科。

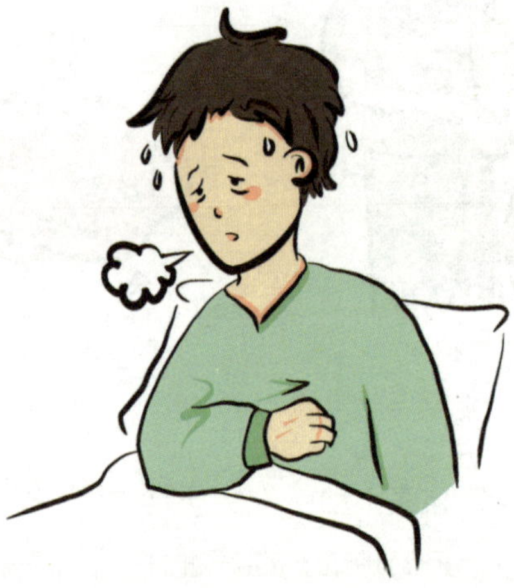

患者病史

患者主诉：睡眠时突发呼吸困难40分钟。

现病史：患者于40分钟前突发呼吸困难，程度剧烈，不能平卧，伴有大汗淋漓，并伴有咳嗽，咳粉红色泡沫样痰，自服速效救心丸，症状未缓解。就近社区医生测量血压190/120mmHg，给予硝酸甘油静脉滴注，并经急诊入院。

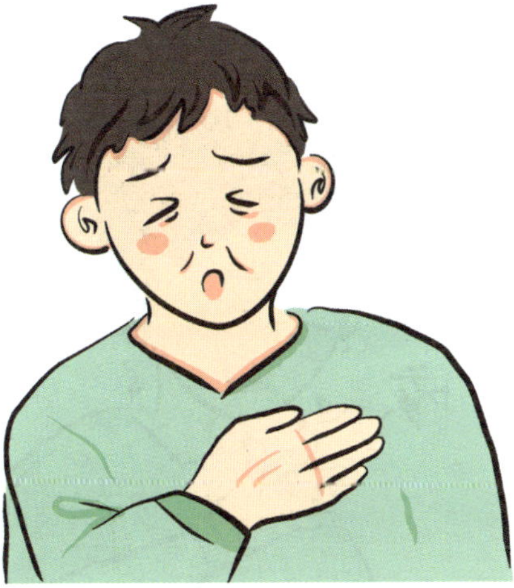

既往史：既往患有高血压病10余年，平时服用吲达帕胺、卡托普利，血压控制于150/90mmHg左右，入院前3日曾停用降压药。无冠心病病史。

个人史：生于原籍，否认近期疫区及流行病区接触史，否认工业毒物及放射性物质接触史。有吸烟史15年，每日20支，偶尔饮酒。

家族史：母亲患有高血压，死于脑出血。

婚育史：适龄结婚，育有1女，爱人健在。

就诊情况

陈先生在家中睡觉时突然感觉呼吸困难、不能平卧。他的家人立刻陪同他在社区医院进行了初步诊治之后，转诊至三级医院的急诊科进行进一步救治。医生在迅速了解其情况之后，为他做了如下的检查。

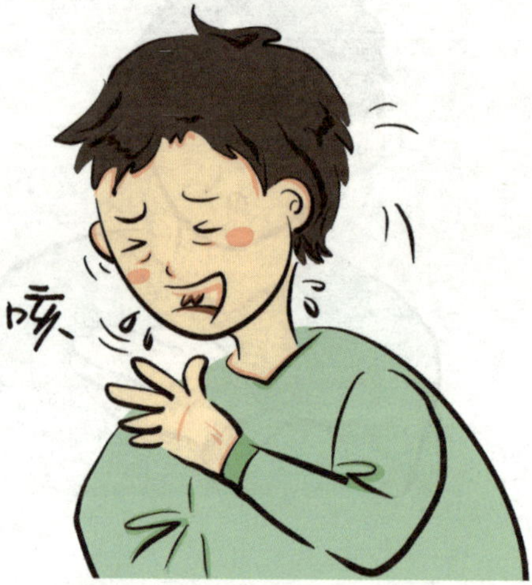

体格检查：患者体温36.6℃，脉搏120次/分钟，呼吸25次/分钟，血压180/120mmHg。他看起来喘不过气，坐着呼吸，嘴唇发紫。听诊发现双肺呼吸音粗，有大量湿啰音，心脏偏向左下方，心率120次/分钟，心音清晰，没有杂音。腹部软，肝脾未触及，双腿没有水肿，生理反射正常，没有异常反射。

实验室检查：白细胞计数偏高（10.6×10⁹/L），红细胞计数也偏高（5.6×10¹²/L），血红蛋白和血小板计数正常，血糖正常。胆固醇正常，甘油三酯稍微升高（1.76mmol/L），高密度脂蛋白偏低（0.99mmol/L），低密度脂蛋白偏低（3.1mmol/L）。脑钠肽水平升高。

心电图：显示窦性心律，脉搏120次/分钟，没有ST-T段异常。

病例分析

医生根据患者以上的检查结果进行了病例分析：这位患者是一名有超过10年高血压病史的男性，最近停用了降压药四天，入院时血压达到180/120mmHg，可能属于高血压危象。他突然感到呼吸困难，症状非常严重，无法平卧。心率加快，双肺听诊时出现大量湿啰音，咳出粉红色泡沫样痰，这些都是急性左心衰竭的典型表现。

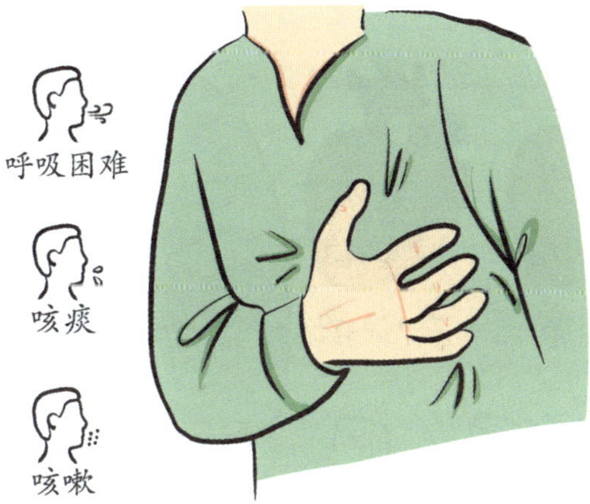

同时，医生对以下几种疾病进行了鉴别诊断：

（1）支气管哮喘：支气管哮喘患者通常会出现发作性呼吸困难，并伴有哮鸣音，常见症状包括反复喘息、气急、胸闷或咳嗽，通常与接触过敏源、冷空气、刺激物或病毒感染有关。但该患者的症状不符合，故可以排除。

（2）急性肺动脉栓塞：虽然急性肺动脉栓塞也会引起呼吸困难，但其症状与急性左心衰竭相似，通常发生在产后、手术后或心力衰竭的情况下，并伴有外周水肿或深静脉血栓。

该患者的双肺湿啰音并不常见，且心电图未显示急性肺动脉栓塞的典型表现，因此也应排除。

诊断结果

最后，医生对这名患者做出的诊断结果是高血压危象和急性左心衰竭。

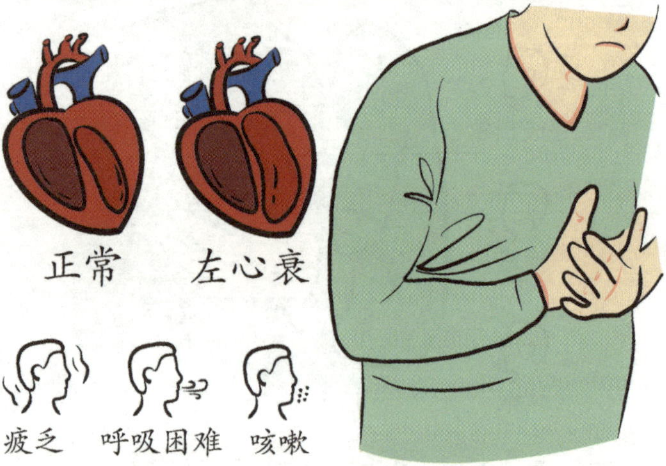

治疗方案

1.急性左心衰竭治疗

（1）患者取端坐位，两下肢下垂。

（2）吸氧：高流量鼻管给氧，可用50%的酒精置于氧气的滤瓶中。

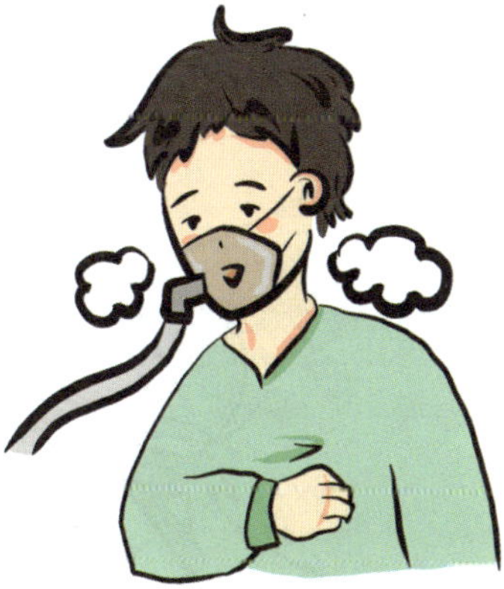

（3）镇静：5～10mg吗啡静脉缓注，必要时每15分钟重复2～3次。也可使用杜冷丁。

（4）快速利尿：呋塞米20～40mg静注，4小时后可重复1次。

（5）缓解急性肺水肿：使用洋地黄类药物如西地兰0.4mg稀释后缓慢静注，2小时后可酌情再给0.2～0.4mg。

血管扩张剂降低血压：可选择下列药品中的一种。①硝普钠25～50mg加入5%～10%的葡萄糖溶液250ml中，从每分钟6～8滴开始缓慢静脉滴注，根据血压调整用量，维持收缩压在100mmHg；对原有高血压者降压幅度不超过80mmHg为度。该药用药时间不宜连续超过24小时。②硝酸甘油15～20mg加入5%～10%葡萄糖液250ml中，从每分钟10滴开始静脉滴注，逐渐增加用量，以血压达到上述水平为度。③酚妥拉明20～40mg加入5%～10%葡萄糖溶液250ml中，从每分钟8～10滴开始静脉滴注，同上根据血压调整用量。

（6）减轻呼吸困难：氨茶碱0.25g，稀释后缓慢静注。

（7）减少静脉回流：用止血带轮流三肢结扎。

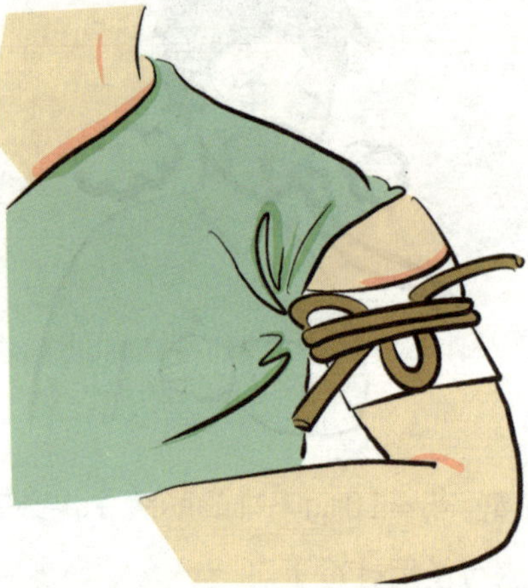

2.内科护理常规

二级护理，低盐饮食。

病情进展

（1）入院当天：下午，患者阵发性呼吸困难症状已消失，体温脉搏呼吸正常，血压155/90mmHg，自主体位，神志清楚，一般状况可，口唇无发绀，无颈静脉怒张，听诊双肺呼吸音清，可闻及少许细湿啰音。入院后即给予硝普钠泵入治疗，毛花苷C静脉注射控制心率并利尿治疗。心电监护示窦性心律，心率逐渐下降，目前波动于75次/分左右。查胸部X线未见异常；查超声心动图心脏结构未见异常，左室舒张功能低，收缩功能正常。急性左心衰竭已有缓解。

（2）住院第2天：患者血压继续下降至135/85mmHg，夜间可以平卧呼吸。继续使用硝普钠，并调整剂量。呋塞米剂量减少，开始口服螺内酯以防止低钾血症。患者精神状态好转，食欲恢复。血气分析显示氧饱和度提升至95%，BNP水平下降。全天密切监测心电图，无明显心律失常。

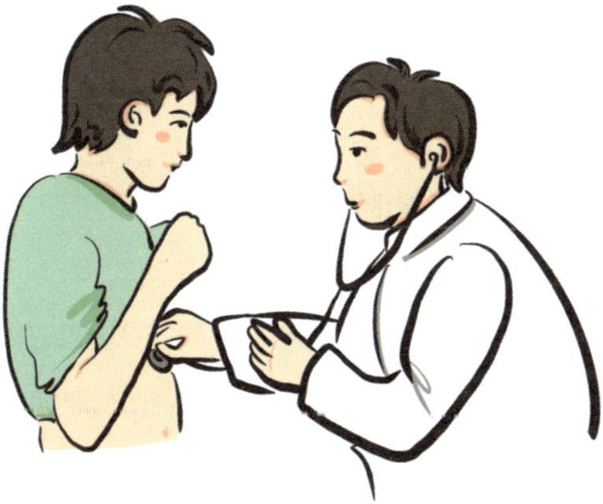

（3）住院第3天：患者病情进一步稳定，血压维持在130/80mmHg，心率78次/分。硝普钠剂量逐步减量，准备过渡至口服抗高血压药物。患者呼吸平稳，湿啰音减少，尿量增加。继续口服呋塞米和螺内酯，同时添加贝那普利以长期控制血压。患者自主活动无明显不适，夜间睡眠质量提高。

（4）住院第4天：患者继续改善，血压控制在120/75mmHg，心率72次/分。硝普钠停药，全部改为口服抗高血压药物。继续监测心功能，BNP进一步下降，提示心功能恢复良好。患者无呼吸困难，咳嗽减少，肺部湿啰音基本消失。患者进行适量康复训练，活动耐受良好。

（5）住院第5天：患者病情稳定，无明显不适。血压120/75mmHg，心率70次/分，氧饱和度98%。继续口服抗高血压药物及利尿剂。复查心电图和血液指标均显示正常。患者自觉状况良好，准备出院。医生详细告知出院后的注意事项，强调低盐饮食和规律服药的重要性，并安排一周后的随访复查。患者出院时状态良好，血压和心功能均稳定。

随访情况

（1）第1次随访（出院后1个月）

患者按照医嘱规律服药，并保持低盐饮食和适度运动。患者自述无明显不适，血压在家中监测结果为120/75mmHg左右。随访时测量血压为125/78mmHg，心率72次/分，体重无显著变化。患者无呼吸困难、胸痛及水肿症状，精神状态良好。检查结果显示心功能正常。医生建议继续保持当前治疗方案，并加强日常血压监测。

（2）第2次随访（出院后3个月）

患者在此期间未出现不适症状，日常生活正常。患者自测血压稳定在120/75mmHg左右，体重略有下降，精神状态良好。随访时测量血压为122/76mmHg，心率70次/分。复查心电图和血液检查结果均正常。患者继续服用抗高血压药物，保持低盐饮食，适当强度运动。医生对患者的生活方式和治疗依从性给予肯定，建议继续保持现有治疗方案，并安排半年后的随访。

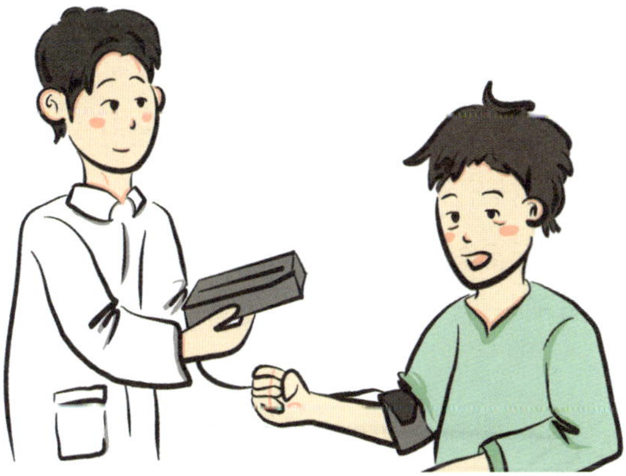

（3）第3次随访（出院后6个月）

患者无任何不适症状，生活质量显著提高，能进行适量的体力活动。随访时测量血压为118/74mmHg，心率68次/分。患者自述饮食和运动习惯均已养成，自测血压稳定。复查心电图、血液检查及BNP水平均正常。患者心功能良好，无心衰症状。医生建议继续规律服药，保持健康的生活方式，并安排年度检查。

预后情况

经过半年的随访观察，患者血压控制良好，心功能恢复稳定，未出现心衰复发迹象。患者生活质量较高，能正常进行日常活动并适量运动。长期预后较好，若继续保持良好的生活习惯和规律服药，患者复发风险低。医生将继续定期随访，确保病情稳定并预防可能的并发症。

讨论

硝普钠通常是急性心衰患者的首选药物，对合并心力衰竭的高血压患者特别有效。它可以直接扩张动脉和静脉，从而降低心脏的负担。对没有心衰的患者来说，硝普钠可以减少心脏的血液排出量，而对有心衰的患者则能提高血液排出量。建议通过输液泵来给药，并密切监测血压变化。呋塞米则最适合用于心脏、肾功能不全和高血压脑病的患者。

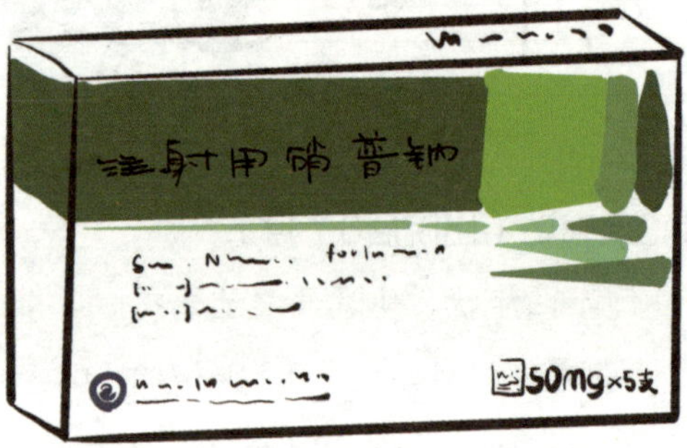

案例四
高血压病患者突发主动脉夹层破裂病例

患者简介

王先生是一名退休工人，年龄58岁，身高175cm，体重80kg，突发背部疼痛并持续一天。

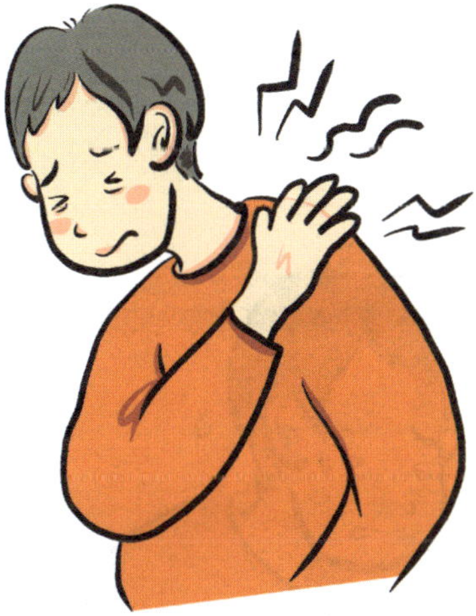

患者病史

患者主诉：突发背部疼痛。

现病史：患者有3年高血压病史，血压最高达180/110mmHg，并未规律服降压药，血压持续在高水平状态。

既往史：患者既往无肺部疾患。无大量饮酒史及特殊药物使用史，无药物过敏史。

家族史：家族无已知遗传病。

个人史：患者无吸烟史，偶尔饮酒。

婚育史：适龄结婚，育有1子，爱人健在。

就诊情况

患者王先生一天前突发背部剧烈疼痛并且未缓解，遂至急诊科进行就诊。患者入院时高热、痛苦面容、胸闷气短。医生迅速为王先生进行了快速的相关检查，结果如下。

体格检查：体温：36.5℃，脉搏112次/分，呼吸26次/分，血压90/70mmHg。发育正常，肥胖，神清合作，对答切题，自动体位，痛苦面容。皮肤、黏膜、全身浅表淋巴结、头部五官、颈部、胸部、腹部及四肢均正常，无明显病理表现。

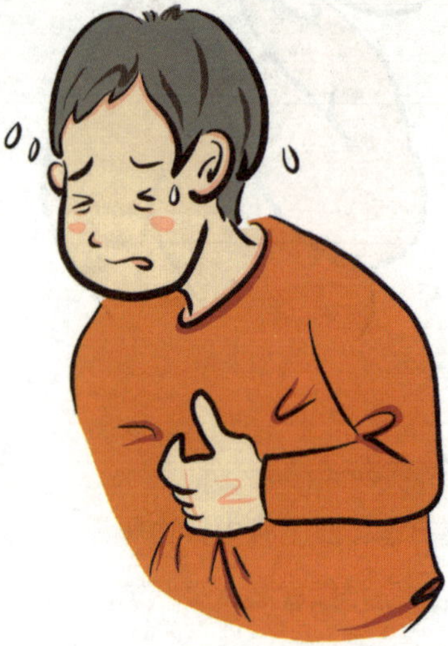

实验室检查：白细胞计数升高，红细胞计数、血红蛋白、血小板计数均正常。血尿素氮（BUN）：24mg/dL（升高），肌酐（Cr）：1.4mg/dL（升高），D-二聚体：3.0μg/mL（升高）。心肌酶谱结果提示可能存在轻微心肌损伤。

主动脉CTA：主动脉弓及降主动脉可见明显内膜撕裂，假腔形成。主动脉内径增大，最大内径约5.5cm。假腔内有血栓形成。双侧胸腔见大量积液，右侧较多。结论为主动脉夹层Stanford B型，累及双侧髂动脉。

主动脉夹层

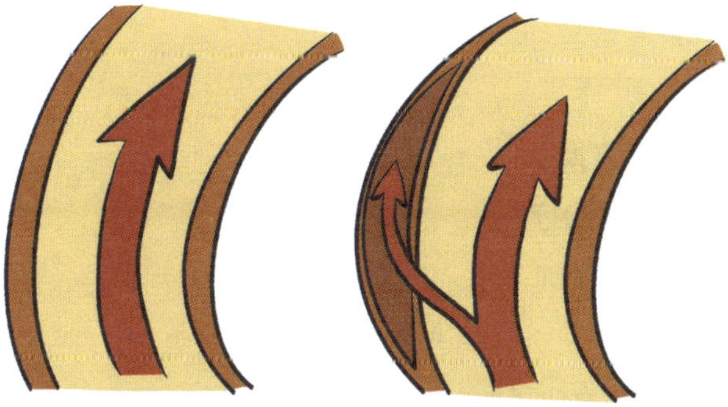

胸腔积液分析：外观呈血性，蛋白质：4.2g/dL（升高），乳酸脱氢酶（LDH）：350U/L（升高），葡萄糖正常，pH：7.32（降低）。

病例分析

医生根据以上检查结果快速进行了判别，患者存在主动脉夹层破裂导致胸腔积液的概率大。患者D-二聚体明显升高，说明患者存在凝血功能异常。进行了诊断性胸腔穿刺显示血性积液，进一步提示可能由于主动脉夹层破裂导致血液进入胸腔。

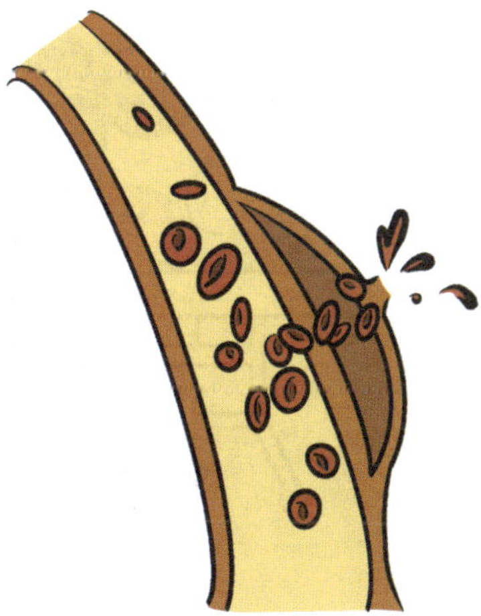

诊断结果

最终医生给出的诊断结果为主动脉夹层破裂，情况非常紧急，需要立刻进行抢救。

治疗方案

1.手术治疗

（1）穿刺入路：选择右股总动脉穿刺入路，使用微导管和导丝在透视引导下进入胸主动脉夹层处。

（2）支架释放：于胸主动脉夹层处准确释放覆膜支架，确保支架完全覆盖夹层撕裂口并牢固固定。

（3）术中监测：实时监测血压和心率，确保手术过程中患者生命体征稳定。

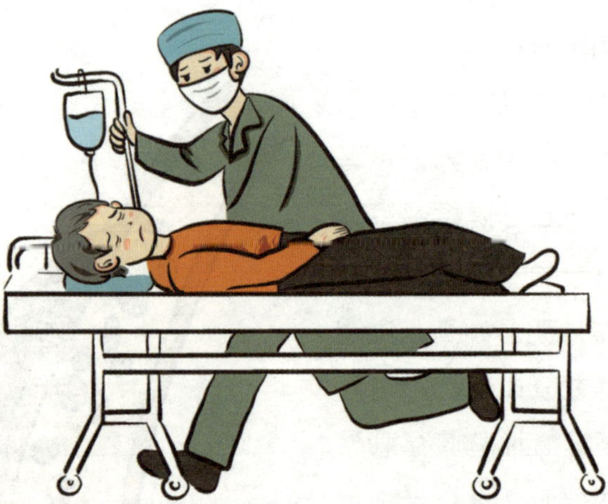

2.术后管理

（1）密切监测： 术后继续在ICU监测24～48小时，密切观察血压、心率和呼吸情况，防止并发症的发生。

（2）药物管理：术后继续使用β受体阻滞剂和钙通道阻滞剂控制血压，必要时调整剂量。继续使用抗生素预防感染。

（3）恢复计划：逐步过渡到口服药物控制血压和疼痛，根据病情进展决定进一步治疗方案和康复计划。

病情进展

术后患者病情稳定，术后立即放置左侧胸腔闭式引流，患者胸闷症状明显缓解，间断性引流出血性积液共约2000ml。术后 1 周，复查胸片，左侧胸腔积液清除，患者症状消失，满意出院。

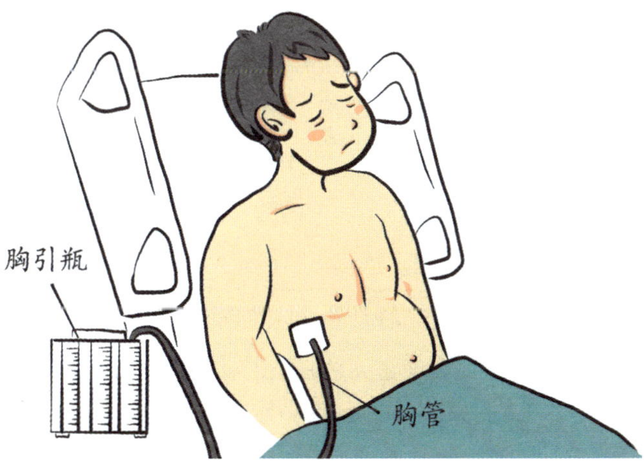

随访情况

1.术后1个月

进行胸部CTA复查，显示支架位置正常，未见新发夹层撕裂。心脏超声显示左心室功能正常，无心包积液。

患者无胸痛及其他不适，日常活动未受明显影响。血压稳定在120/80mmHg，心率为70次/分钟。

2.术后3个月

复查胸部CTA和心脏超声，支架位置稳定，无新发异常。进行胸部X线检查，显示双侧胸腔积液完全吸收。

患者体力恢复良好，能够进行轻度体力活动，无胸痛、呼吸困难等症状。血压和心率继续保持在目标范围内，口服药物治疗效果稳定。

预后情况

由于手术成功且术后管理得当，患者的短期和长期预后良好。但需持续监测和管理高血压，以降低复发风险。通过定期随访和良好的生活习惯，预期患者能够保持较高的生活质量和较低的复发率。

讨论

主动脉夹层是一种严重的心血管疾病，通常由于主动脉内膜撕裂，导致血液进入内膜与中膜之间，形成假腔。这种情况可以引起主动脉的急性扩张，并可能导致严重的并发症，如主动脉破裂、心包填塞、器官缺血等。高血压是导致主动脉夹层的重要危险因素，长期的高血压会导致主动脉壁的退行性变化，增加夹层的发生风险。

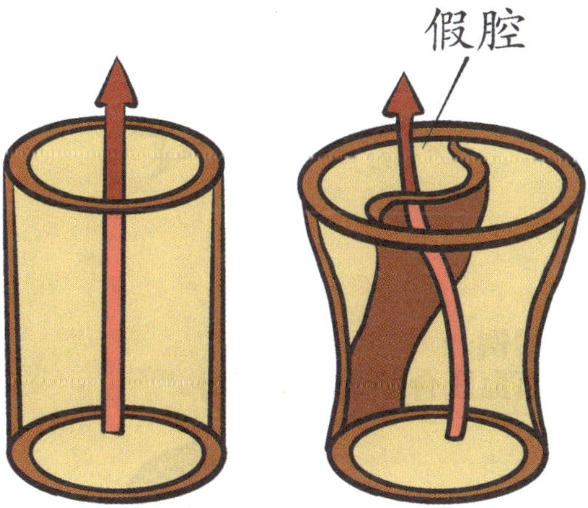

第三章 高血压并发症病例

第一节 心血管并发症

案例一 高血压合并冠心病病例

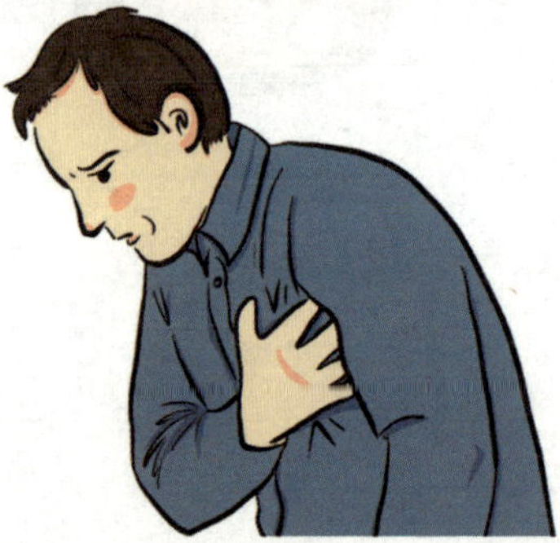

患者简介

任先生是一位农民，年龄62岁，身高172cm，体重70kg。他由于近一个多月感到发作性胸痛入院检查。

患者病史

患者主诉：发作性胸痛1月余。

现病史：患者于一个月前夜间睡眠中突发胸痛，位于胸部心脏前区，伴出汗，胸骨后有紧缩感，当时未予重视，持续约4小时后症状逐渐缓解，遂于清晨至当地人民医院就诊。于当地人民医院查心电图显示窦性心律，V1-V3导联ST段轻度上抬。心肌标志物明显升高，考虑急性心肌梗死。后紧急转至上级中心医院就诊，因条件受限，当时采取药物保守治疗。之后一个月以来患者胸痛时有发作，活动后较为明显，休息后缓解。

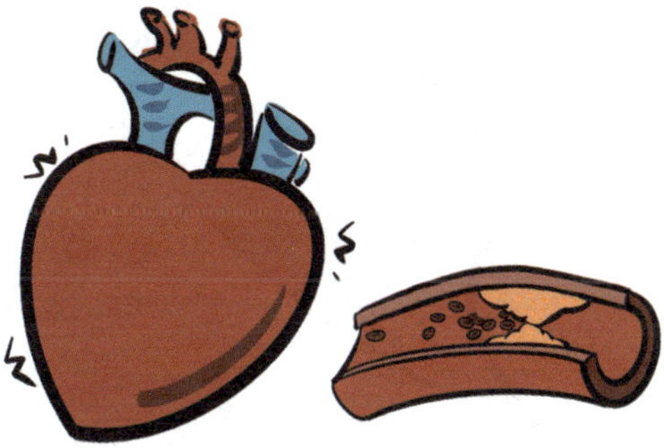

既往史：有高血压病史6年，平素口服苯磺酸氨氯地平片5mg/日控制血压，未监测血压；有糖耐量异常病史2年，未予治疗。

个人史：吸烟史20余年，约每天20支；否认饮酒史。

婚育史：适龄结婚，育有1子2女，爱人健在，子女均体健。

就诊情况

任先生由于近1个月一直感到胸痛且在1个月前于其他医院保守治疗没有缓解，故再次前往医院进行诊治。医生首先对任先生的疾病史进行了了解，之后对其进行了体格检查以及其他相关的辅助检查，结果如下。

体格检查：患者神志清，颈静脉无怒张，双肺呼吸音清，未闻及明显干湿啰音；心率79次/分，律齐，心音正常，各瓣膜听诊区未闻病理性杂音及心包摩擦音，双下肢无浮肿。门诊测血压150/100mmHg，呼吸频率19次/分。

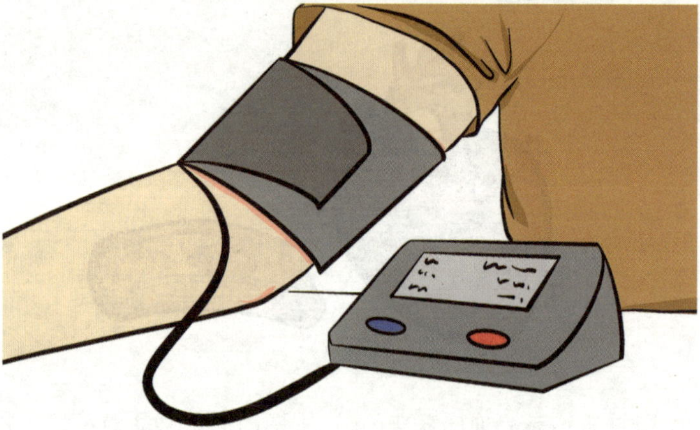

实验室检查：心肌标志物呈阴性。血常规、尿常规、凝血功能、肝功能、肾功能、电解质、NT-proBNP等指标均未见异常。糖化血红蛋白6.6%（升高）。血脂分析：TG 3.01mmol/L（升高），HDL-C 0.87mmol/L（下降），LDL-C 3.65mmol/L（升高）。

常规心电图：窦性心律，V1-V3导联R波递增不良，V4-V5导联T波倒置。

心脏彩超：轻度二尖瓣、三尖瓣关闭不全，左室舒张功能轻度减退。

病例分析

医生根据患者上述体征及辅助检查结果进行了病例分析。由于患者有6年明确的高血压病史，入院血压为150/100mmHg，因此可以诊断为原发性高血压。另外根据患者有1个月的胸痛，考虑为不稳定型心绞痛。患者休息时无明显症状，一般活动下即出现呼吸困难和心悸等，根据此可以诊断为心功能二级。根据患者糖化血红蛋白检查结果考虑患者存在糖耐量异常。

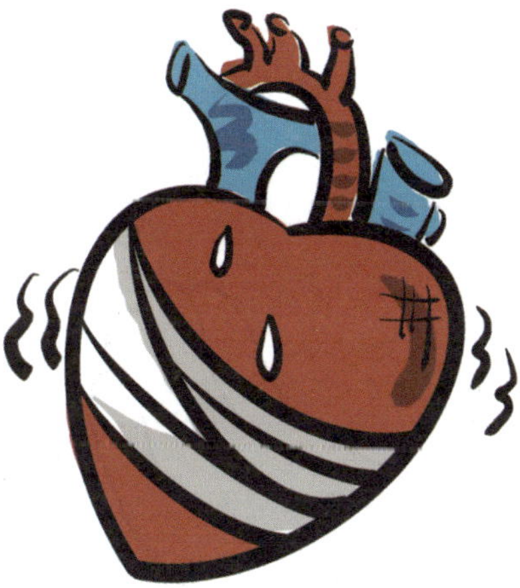

由于任先生仍需要进一步的专科检查，并且任先生临床症状明显，故医生安排任先生当日住院并于第2日完善相关检查。

诊断结果

目前，医生根据现有的检查结果对任先生的诊断包括不稳定型心绞痛、陈旧性心肌梗死、心功能Ⅱ级和高血压病，以及糖耐量异常。同时仍需要后续进一步行冠状动脉造影术来确定任先生是否患有冠状动脉粥样硬化性心脏病。

治疗方案

1.药物治疗

（1）预防心肌梗死：拜阿司匹林100mg每日1次，替格瑞洛90mg每日2次，瑞舒伐他汀10mg每晚1次。

（2）治疗高血压症：苯磺酸氨氯地平5mg每日1次。

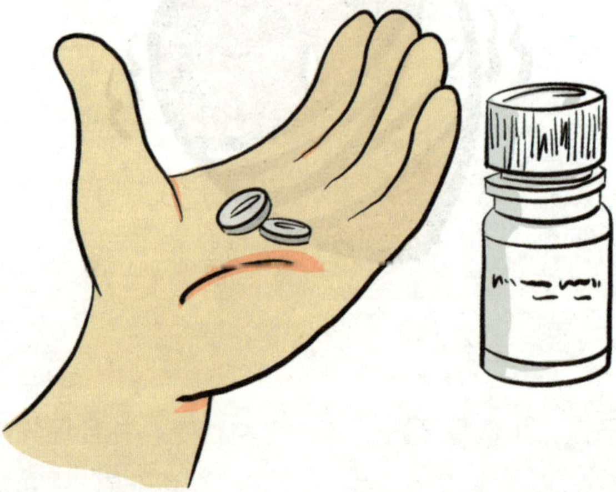

2. 手术治疗

冠状动脉造影术：了解血管有无狭窄病灶存在，对病变部位、范围、严重程度、血管壁的情况等作出明确诊断，根据诊断结果进行介入治疗。

病情进展

1.入院当天

患者体温脉搏呼吸正常，血压150/90mmHg，自主体位，神志清楚，一般状况可，口唇无发绀，无颈静脉怒张，听诊双肺呼吸音清。入院后即给予口服药物治疗，心电监护。同时完善患者24小时动态心电图检查。24小时动态心电图示：窦性心律，偶发房早，偶发室早，V2-V3导联持续性T波倒置。检查结果表示患者目前存在心肌缺血。

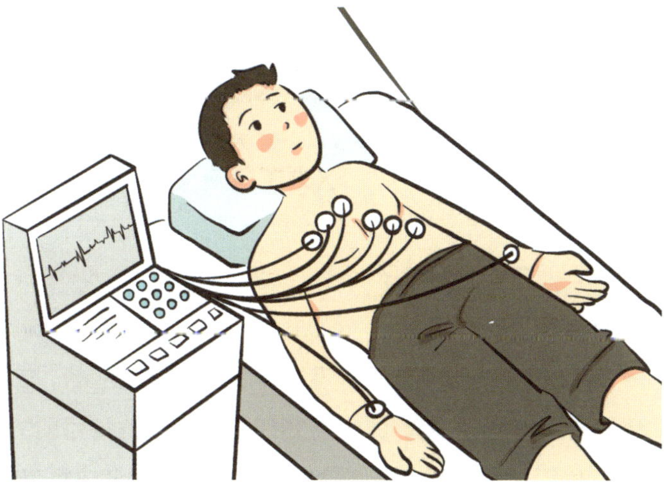

2.住院第2天

对患者进行冠状动脉造影术。医生术中发现其冠状动脉对角支近中段狭窄90%，遂于对角支病变处植入2.75mm×30mm支架1枚。经治疗后患者胸痛症状明显缓解，但考虑患者合并高血压病（血压控制不佳）且目前为经皮冠状动脉介入（PCI）术后状态，予调整降压治疗方案：苯磺酸氨氯地平片5mg每日1次联合厄贝沙坦150mg每日1次。此后监测患者血压，血压控制尚可，波动于130～140/70～80mmHg。

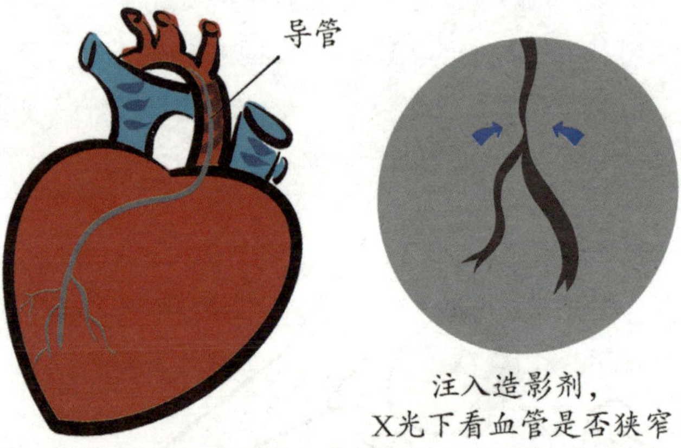

3.住院第7天

患者目前身体状况良好，没有再次出现胸痛症状，血压控制尚可，可安排出院。医生告知任先生继续维持目前的降压方案，同时要保持低盐低脂健康饮食，并定期随访复查。

随访情况

1.首次随访

术后第1个月，患者按时来到医院进行首次随访。医生对其进行详细的身体检查和各项指标监测。患者报告在此期间没有出现任何不适症状，血压稳定在120～130/70～80mmHg之间。医生检查后确认其支架位置良好，没有出现移位或堵塞现象。

患者的心电图检查结果正常，血脂、血糖等指标也在正常范围内。医生建议患者继续目前的降压药物治疗，并强调保持健康的饮食和生活习惯。患者被安排每2周进行1次血压自测，并记录在家中的血压日记中，以便下次随访时供医生参考。

日常血压记录跟踪表

		星期一	星期二	星期三	星期四	星期五	星期六	星期日
上午	高压 低压 脉搏							
中午	高压 低压 脉搏							
下午	高压 低压 脉搏							

2.第2次随访

在术后第3个月的随访中，患者再次来到医院。患者报告在过去的2个月中血压稳定，未出现心绞痛发作或其他心血管不适。其血压日记显示，血压波动范围仍然保持在120～130/70～80mmHg。再次为患者进行心电图检查，并采集血样进行血脂、血糖等指标的检测。所有结果显示，患者的各项指标均处于理想状态。

3.第3次随访

术后半年，患者进行了一次全面的随访检查。患者在此期间仍然没有出现任何心绞痛发作，血压维持在120～130/70～80mmHg之间。其血压日记继续显示血压控制良好。超声心动图结果显示，患者的心脏功能正常，支架位置稳固，血流通畅。此外，患者的血脂、血糖等指标依然在正常范围内。医生对患者的治疗效果表示满意，并决定将随访频率从每3个月1次调整为每6个月1次。

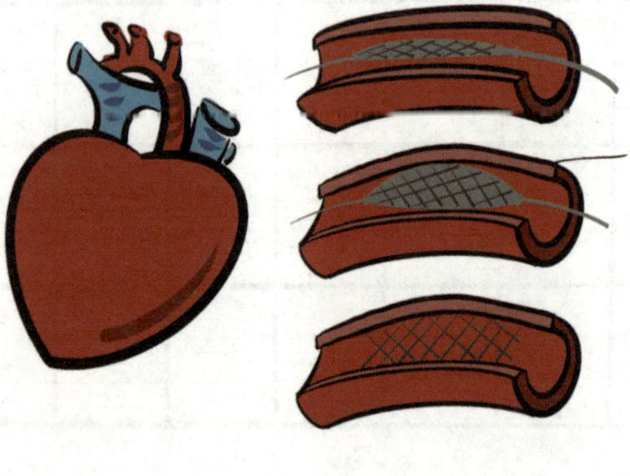

预后情况

白从植入支架并丌始系统性治疗以来，患者的整体健康状况显著改善，血压稳定在理想范围内，未出现新的心绞痛发作或其他心血管并发症。

通过严格的治疗和健康管理，患者的预期生活质量显著提高。心血管事件的风险大大降低，患者能够过上较为正常和健康的生活。只要继续遵循医生的建议，保持良好的生活习惯和定期检查，患者在未来数年内的心血管健康状况将保持良好，生活质量也将大大提升。

讨论

1. 冠心病合并高血压的综合管理

对于冠心病合并高血压的患者，临床管理不仅要关注心脏冠脉病变，还需兼顾高血压及其他相关心血管危险因素。冠心病患者常伴有多种心血管危险因素，如糖尿病、高脂血症、吸烟和肥胖等。这些因素的存在会加重病情，增加心血管事件的风险。因此，治疗方案必须全面综合，不仅要控制冠脉病变，还要管理高血压及其他并发症。

高血压作为冠心病的重要危险因素之一，其管理对于冠心病患者尤为重要。高血压不仅会加速动脉粥样硬化的进程，还会增加心肌梗死和脑卒中的风险。临床上，除了常规的冠脉介入治疗和药物治疗外，还应密切监测并管理患者的血压水平。通过综合的风险评估，制定个体化的治疗方案，全面管理患者的心血管健康。

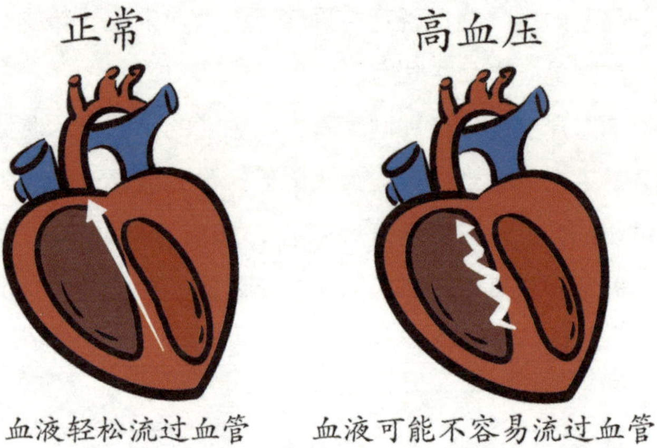

2. 高血压药物治疗的选择与心脏保护

在高血压的药物选择方面，除了要考虑降压疗效，还需注重心脑血管的保护，特别是对合并冠心病且接受过PCI术的患者。这类患者不仅需要有效的血压控制，还需通过药物逆转心脏重构，改善远期预后。因此，选择具有心脏保护作用的降压药物显得尤为重要。

厄贝沙坦作为一种血管紧张素Ⅱ受体拮抗剂，在降压的同时具有独特的心脏保护作用。研究表明，厄贝沙坦不仅能有效降低血压，还能抑制心肌细胞的肥大和纤维化，改善心脏结构和功能。对于PCI术后的冠心病患者，厄贝沙坦能够通过抑制心肌重构，降低心肌梗死后心力衰竭的发生率，提高患者的远期预后。

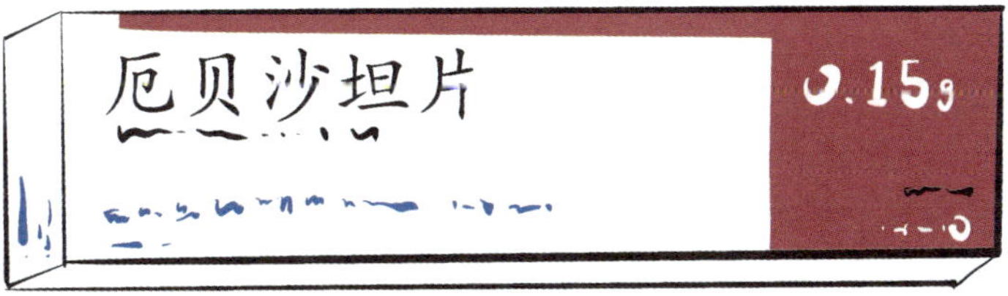

此外，厄贝沙坦在预防脑卒中和肾功能保护方面也显示出明显优势。它能够改善动脉顺应性，降低大动脉的僵硬度，从而减少脑卒中的风险。同时，厄贝沙坦对肾脏的保护作用有助于预防高血压引起的肾功能损害。

综合考虑，高血压合并冠心病患者的治疗不仅需要降压药物的支持，还需从整体上管理心血管风险因素。选择厄贝沙坦等具有多重保护作用的药物，有助于全面改善患者的心血管健康，提升生活质量。通过全面、综合的管理策略，可以更有效地控制病情，减少心血管事件的发生，提高患者的远期预后。

案例二
社区医院治疗的一例高血压合并房颤病例

患者简介

于先生，年龄68岁，身高175cm，体重86kg。他曾是一名银行职员，现已退休，15年前被诊断为原发性高血压病。

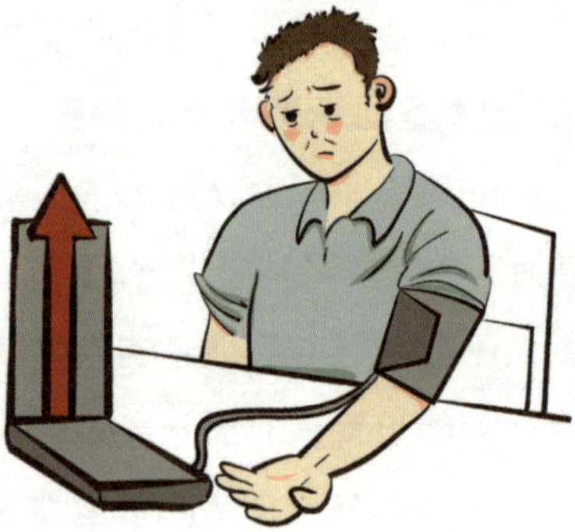

患者病史

患者主诉：发现血压升高15年，血压控制欠佳1月。

现病史：患者因头晕体检发现血压升高15年，平素服用马来酸依那普利片10mg每日1次，阿司匹林肠溶片0.1g每日1次，血压波动在130～140/80～90mmHg。患者1个月前家中自测血压156/92mmHg，1个月来血压波动在150～170/90～96mmHg。病程中无明显头晕头胀，无头痛恶心、无耳鸣，无颈项强直、无发作性软瘫，无心悸、多汗，无打鼾，无胸闷气短等。

既往史：有5年房颤病史，未服用药物。否认脑卒中、冠心病、心力衰竭、外周血管病、糖尿病、痛风、肾脏疾病等症状及治疗情况，否认药物过敏。

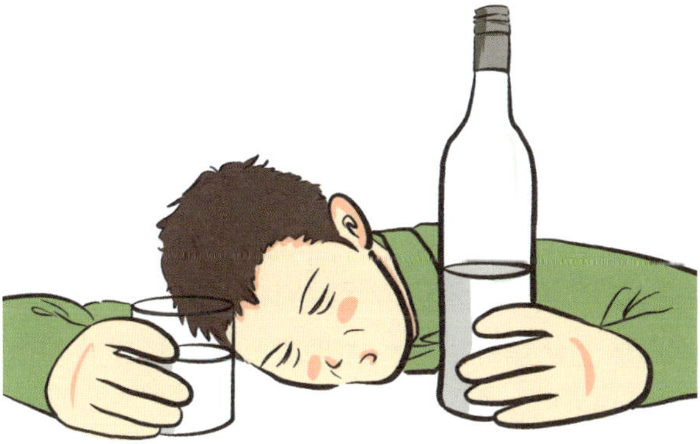

个人史：有40年酗酒史，每日饮用高度白酒100ml。有40年吸烟史，每日吸烟10支。喜爱高盐饮食。平素一般体力活动量，体重无明显变化。

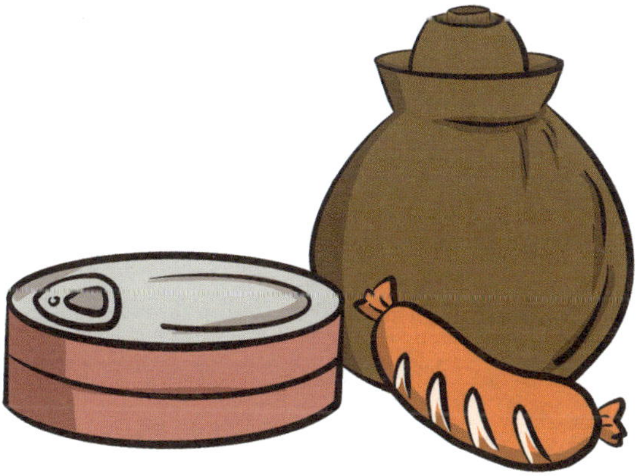

家族史：父亲已故，死因不详。母亲有脑卒中、高血压病史。一兄一姐均有高血压病史。

孕育史：妻子体健，育有1子，体健。家庭情况良好，无精神创伤史。

就诊情况

于先生近日测量血压发现血压较平时有所升高，即使规律的按照平时服用的药物也不能良好的控制血压，于是他前往附近的社区卫生服务中心进行就诊。社区医生在了解了他近日的血压变化情况之后，为他进行了门诊血压的测量，以及其他辅助检查。

体格检查：体温36.3℃，脉搏65次/分，呼吸22次/分，血压160/93mmHg。发育正常，神清合作，对答切题，自动体位。皮肤、黏膜、全身浅表淋巴结、头部五官、颈部、胸部、腹部及四肢均正常，无明显病理表现。

辅助检查：心电图示心率为70次/分，正常窦性心律。超声心动图检查示明显的右室肥厚。

病例分析

医生对患者目前的情况进行了病例分析。该患者有明确的15年原发性高血压病病史，目前门诊测量血压结果为高血压2级。该患者近1个月血压突然升高，控制不良，可能与多种因素有关。同时该患者有5年房颤病史，超声心动图显示左室肥厚是患者发生房颤的病理基础，但心电图未显示典型房颤特征，怀疑为阵发性房颤，需要进一步进行长程心电监护来明确诊断。

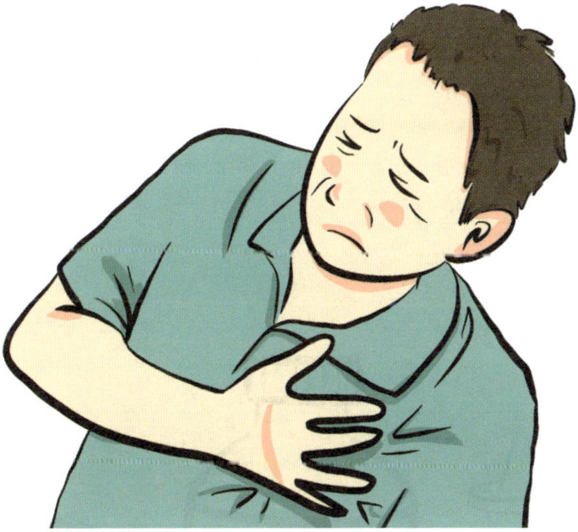

诊断结果

最终医生给于先生的诊断结果为高血压2级，结合后续长程心电图明确诊断为阵发性房颤。于先生近日血压突然升高可能与高盐饮食、情绪波动、缺乏运动等因素有关。

治疗方案

1.药物治疗

（1）抗高血压药物

ACE抑制剂：赖诺普利10mg 每天1次。早晨服用，避免突然停止使用，应逐渐减量。

钙通道阻滞剂：氨氯地平5mg每天1次。早晨或晚上服用，注意观察下肢水肿的副作用。

利尿剂：氢氯噻嗪12.5mg每天1次。早晨服用，定期监测电解质和肾功能。

（2）抗凝药物

新型口服抗凝药物（NOACs）：利伐沙班20mg每天1次。在随访过程中不断评估其出血风险来调整用量。同时需要监测肝肾功能，为患者计算肌酐清除率、肾小球滤过率。

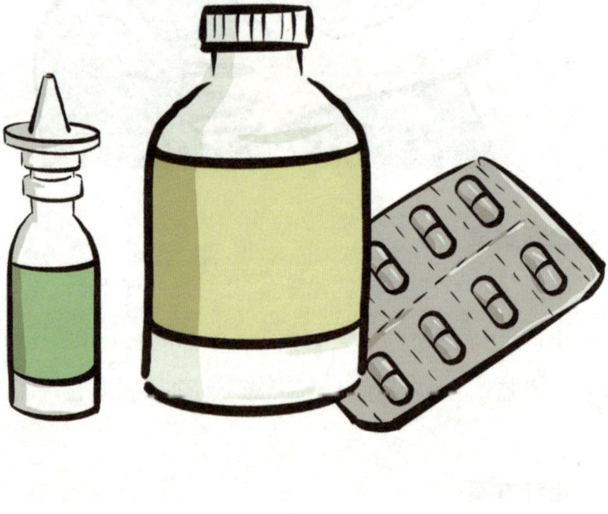

2.生活方式干预

（1）戒烟：提供戒烟咨询和支持，例如尼古丁替代疗法或行为干预。

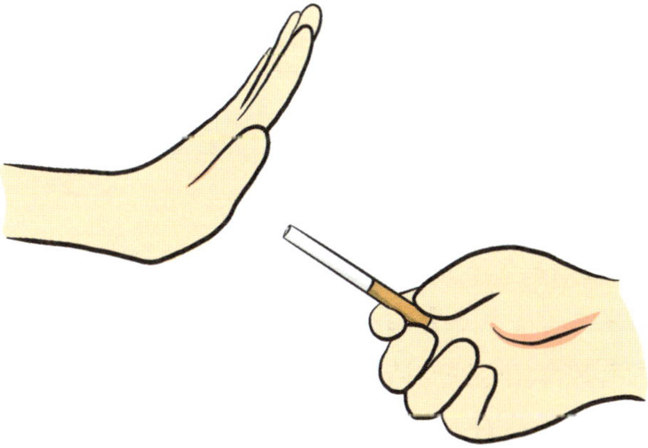

（2）限酒：建议患者减少饮酒量，每周饮酒量不超过推荐的标准（男性不超过14单位，女性不超过7单位）。

（3）饮食调整：采用低盐、低脂肪、高纤维的饮食，以控制血压和改善心血管健康。

（4）体力活动：建议患者进行适度的有氧运动，如快走、游泳，每周至少150分钟。

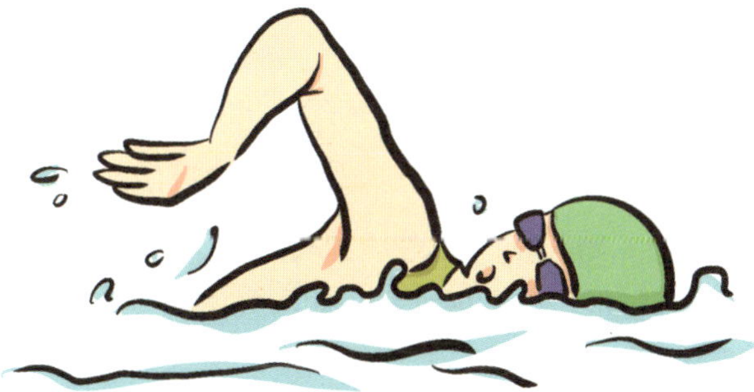

3.定期随访和监测

（1）血压监测：建议患者在家中定期测量血压，记录结果并定期向医生报告。

（2）心电图检查：定期进行心电图检查，以监测房颤的控制情况和治疗效果。

（3）实验室检查：定期检查血脂、血糖和肾功能，以评估治疗的全面效果和调整用药方案。

4.患者教育和心理支持

（1）健康教育：向患者讲解高血压和房颤的病理生理、药物作用机制及其重要性。提供关于生活方式调整的详细建议和指导。

（2）心理支持：了解患者的心理状态，提供必要的心理支持，帮助患者建立积极的治疗态度。

随访情况

1.第1次随访（1个月）

临床评估：患者报告在过去1个月内，偶尔出现头晕，但频率和严重程度有所减少。没有胸痛或心悸的症状。血压：150/90mmHg，心率：78次/分，体重：85kg。

药物评估：患者按医嘱服用药物，无不良反应。

调整和建议：将赖诺普利增加到20mg每天1次，以进一步控制血压。强调继续保持低盐饮食和适度运动。

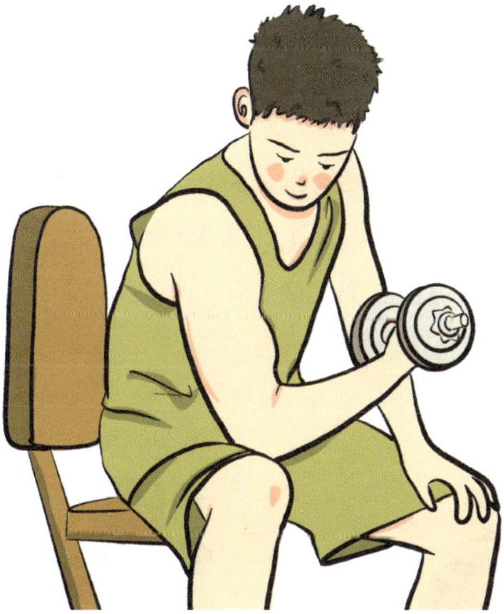

2.第2次随访（3个月）

临床评估：患者报告症状稳定，没有头晕、胸痛或心悸。血压：140/80mmHg，心率：76次/分，体重：83kg。

药物评估：患者药物耐受性良好，无明显副作用。

调整和建议：继续现有药物方案，密切监测血压和心率。鼓励继续健康饮食和运动，目标体重降至80kg以下。

3.第3次随访（6个月）

临床评估：患者感觉良好，无不适症状。血压：130/80mmHg，心率：72次/分，体重：81kg。

药物评估：患者药物耐受性良好，无副作用。

调整和建议：继续现有药物方案。建议维持健康生活方式，定期体检和随访。

预后情况

在积极的药物治疗和生活方式干预下，患者的血压和血糖控制良好，房颤相关并发症得到有效预防。患者的体重有所下降，整体健康状况改善。预计患者将继续保持良好的预后，但需要长期随访，监测病情变化和药物副作用，以确保持续的治疗效果和生活质量。

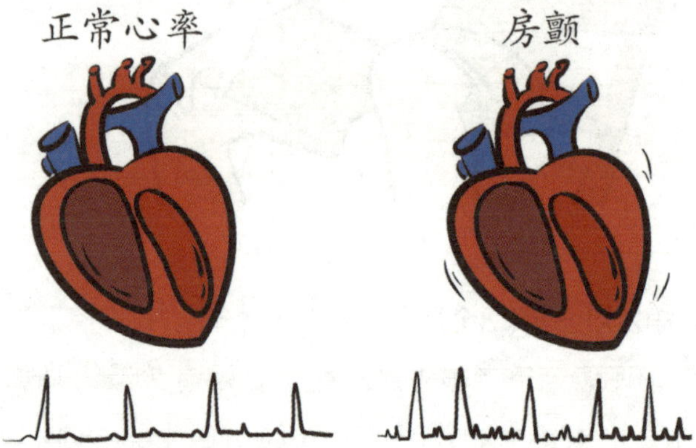

讨论

这位患者有5年的房颤和15年的高血压病史。如果高血压长期控制不佳，心脏超声检查可能会显示左心室明显肥厚，这为高血压患者发生房颤提供了病理基础。左心室壁的增厚可能引发心律不齐，包括频繁的室上性心律失常和房颤。有些患者即使没有心悸或胸闷的症状，也可能已经发展为房颤。因此，社区医疗机构需要重视高血压患者的风险，不仅要定期测量血压，还应每年进行心脏超声检查，以评估心室的结构变化。

房颤的主要原因往往是心室结构的改变。此外，糖尿病、动脉硬化和冠心病等问题也可能影响房颤的发生。为了准确判断房颤的原因，患者需要提供详细的病史。尽管基层医疗条件有限，长期随访观察可以帮助及早发现问题，并及时进行规范的干预和治疗。

在管理高血压患者时，尤其是伴有房颤的患者，预防卒中是重点。为了降低卒中风险，必须确保血压稳定。医生还需评估患者是否需要抗凝治疗，但抗凝治疗的一个主要顾虑是出血风险，这也可能导致严重后果。因此，在评估和管理中，需要在出血和血栓风险之间找到平衡，提供合适的治疗，以尽量减少出血风险并降低卒中风险。

在卒中管理中，保持血压稳定至关重要。如果血压不稳定，长期高血压和房颤可能导致心律失常，从而增加卒中风险。因此，需要评估患者是否需要使用抗凝药物。现代医学提供了多种抗凝药物选择，包括常见的阿司匹林和华法林，以及新型口服抗凝药物。

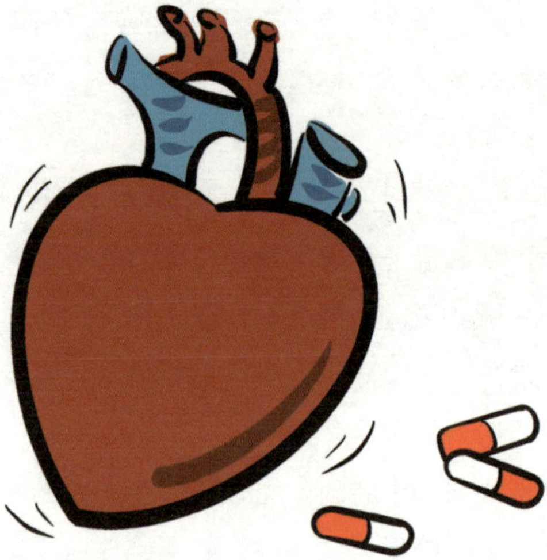

根据指南，对于高血压合并房颤的患者，新型口服抗凝药物比华法林效果更好，风险更小。因此，选择合适的抗凝药物并仔细监测其使用，是管理高血压和房颤的重要部分。

案例三 未服药控制的高血压合并不典型腹主动脉瘤病例

患者简介

王女士，年龄86岁，身高155cm，体重60kg。6年前被确诊为高血压病但未服药控制，近4年一直反复腰部疼痛。

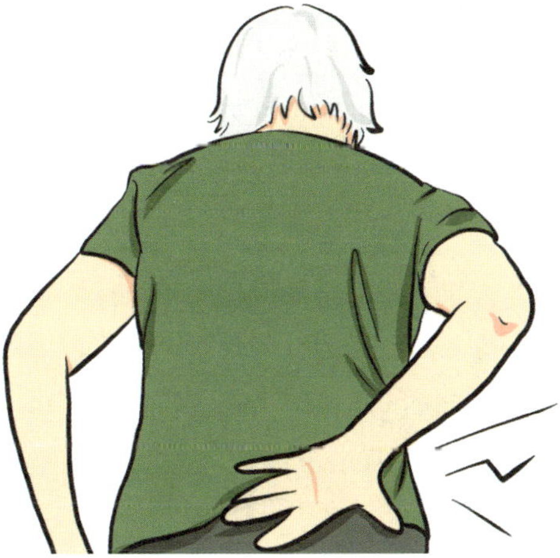

患者病史

患者主诉：反复腰部疼痛4年余，加重6天。

现病史：患者近4年持续腰部疼痛，疼痛呈持续性放射痛，放射至右下肢及右侧臀部。双膝关节疼痛，右下肢麻木，活动时更加严重。同时伴有头昏、头痛，夜间伴有喘息、气促。精神及睡眠不好，大小便正常。

既往史：8年前被诊断为右尺神经炎。有6年余高血压病史，但长期以来一直未服药，未监测血压，自诉曾在外院检查患心脏病，但具体不祥。

个人史：生于原籍，否认近期疫区及流行病区接触史，否认工业毒物及放射性物质接触史。无吸烟史及饮酒史。

家族史：自述无家族史，父母死因不详。

婚育史：适龄结婚，爱人去世，育有2子1女，子女均体健。

就诊情况

王女士近4年来无明显原因地出现腰痛，经过针灸和拔罐治疗后有所好转。然而，近6天来她的腰痛加重，持续不断，且放射到右下肢，同时伴有右侧臀部和双膝疼痛，右下肢麻木，活动时更明显。她还出现头晕、头痛和夜间气短。右手小指也疼痛，曾在外服药（具体药物不详），但症状没有改善。今天在子女陪同下，她来到医院就诊，门诊以“腰痛待查”收住院。医生在了解她的病史后为她进行了进一步的检查。

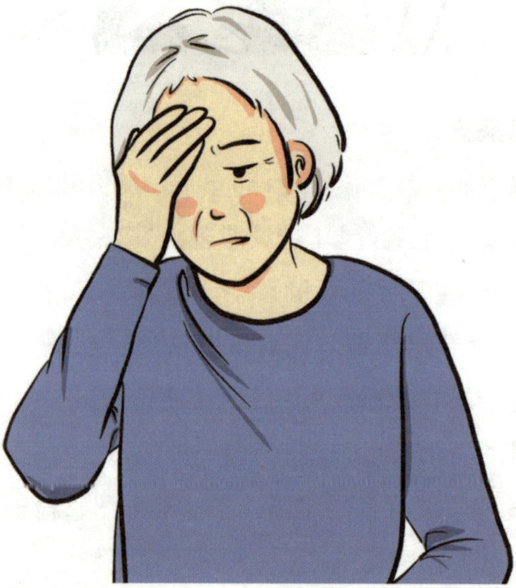

体格检查：她的体温为36.3℃，脉搏72次/分钟，呼吸24次/分钟，血压为185/94mmHg。肺部检查正常，心脏大小正常，心率也为72次/分钟，但心律不规则，偶尔会听到

3～5次的早搏。听诊时可以听到心脏舒张期有3/6级的杂音。腹部触诊柔软，没有异常。脊柱有正常的弯曲，但在L3–S1区域有压痛，挺腹实验结果轻微阳性，双下肢没有水肿。生殖系统没有进行检查。舌头颜色淡白且肿大，舌苔白腻，脉搏感觉紧绷。

辅助检查：

头颅CT：双侧基底节和半卵圆中心有多处小脑梗死，以及老年性脑变化。

胸部CT：慢性支气管炎，右肺中叶有纤维化，心脏增大，主要是左心增大，冠状动脉有多处硬化斑块。

右髋关节CT：有退行性改变，同时髂总动脉增宽，可能有动脉瘤或血管畸形，因此需要进行全腹部CT检查。

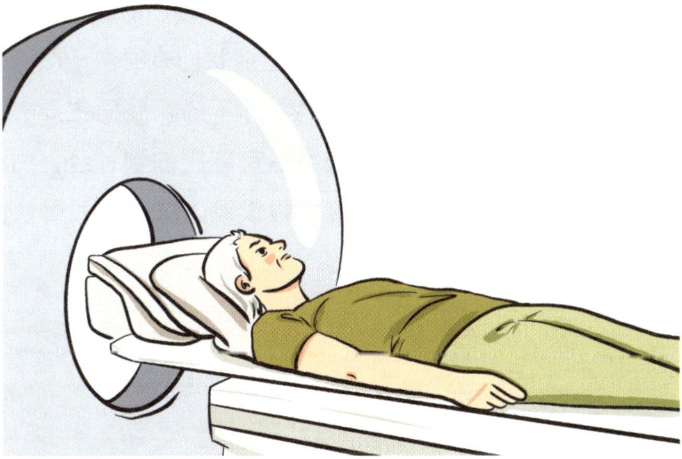

全腹部CT检查：腹主动脉下段及左右髂总动脉有多处动脉瘤，最大动脉瘤在腹主动脉下端和右侧髂总动脉，腹主动脉下端直径约4.0cm，右侧髂总动脉约3.6cm。同时，腹主动脉下段有明显弯曲，并伴有大动脉硬化，此外还有胆囊结石和慢性胆囊炎，以及双侧腹股沟斜疝。

病例分析

结合患者的病史和影像学检查结果，考虑腰痛和右侧臀部疼痛是由腹主动脉和髂总动脉瘤引起的。由于患者年老体弱，腰椎退行性病变等因素，病情表现不典型。

腹主动脉瘤在早期通常没有明显的症状，很多时候是在做其他检查时意外发现的。典型的腹主动脉瘤表现为一个有搏动的肿块，大约一半的患者还会有血管杂音。少数患者可能会感到腹部胀痛，这主要是由于瘤体压迫造成的。然而，只有大约30%的患者会出现这种典型症状。有时由于腹膜的支撑，瘤体破裂后血压不一定会立即下降，反而主要表现为腹部或腰背部疼痛。瘤体破裂后可能压迫到神经，引发类似坐骨神经痛的症状，这可能被误诊为腰椎或股骨头的疾病。

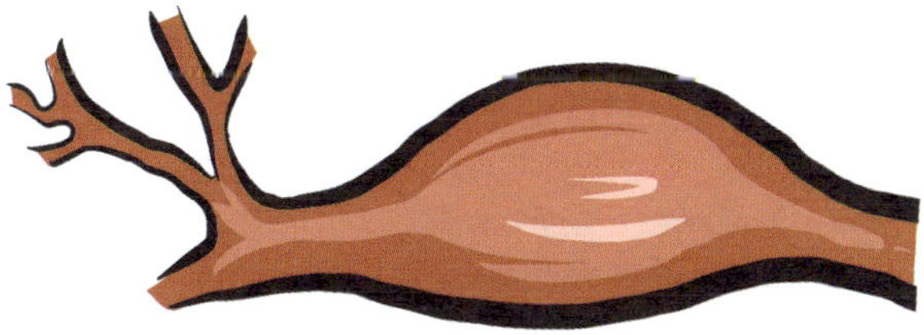

腹主动脉瘤形成

诊断结果

医生最终通过CT检查确诊王女士存在腹主动脉瘤。立即告知患者家属目前病情危重，随时可能出现腹主动脉瘤夹层破裂出血致休克、心脏骤停、猝死、卒中、急性心肌梗死、肺栓塞等严重后果。

治疗方案

1. 监测与初步处理

（1）生命体征监测：持续监测血压、心率、呼吸频率、血氧饱和度。

（2）静脉通路建立：开通静脉通道，给予补液以维持血液循环稳定。

2. 药物治疗

（1）降压药物：硝苯地平缓释片30mg口服，每日2次，逐渐降低血压，目标是将血压控制在140/90mmHg以下。美托洛尔25mg口服，每日2次，控制心率并辅助降压。

（2）镇痛药物：盐酸曲马多缓释片100mg口服，每8～12小时1次，必要时使用。

（3）其他：泮托拉唑40mg口服，每日1次，用于胃黏膜保护，预防长期用药引起的胃部不适。

3. 手术治疗

行腹主动脉瘤切除术并人工血管置换术。

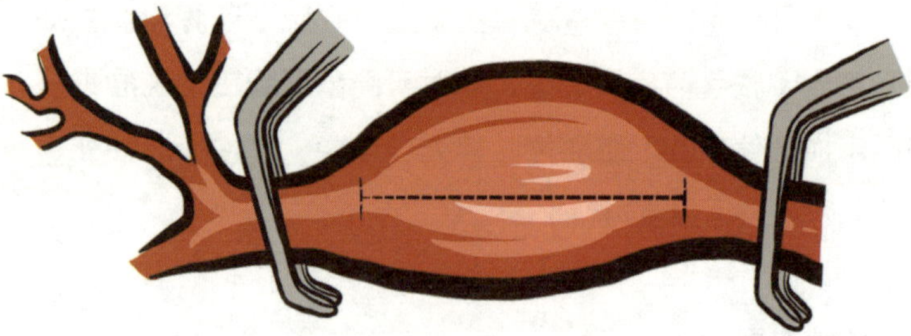

病情进展

入院当日为患者进行了手术术前准备，进行了术前检查包括全血常规、凝血功能、肝肾功能、心电图、胸部X光等。告知患者及家属手术相关风险，并提供心理支持。

当日进行手术，手术很顺利，术后患者转入重症监护室，继续密切监测生命体征，特别是血压和心率。

术后管理继续使用降压药，目标维持血压在140/90mmHg以下。根据术后情况，给予低分子肝素预防血栓。

同时使用抗生素预防感染。对患者定期更换敷料，监测伤口愈合情况。

患者术后恢复情况良好，血压目前可以控制在140/90mmHg。可以安排患者出院。出院前告知患者及其家属患者需要继续保持降压药和抗凝药的服用，居家测量血压，控制血压在140/90mmHg以下，按时复诊；同时建议患者低盐饮食，家人可以多提供心理支持，保持心情愉悦。

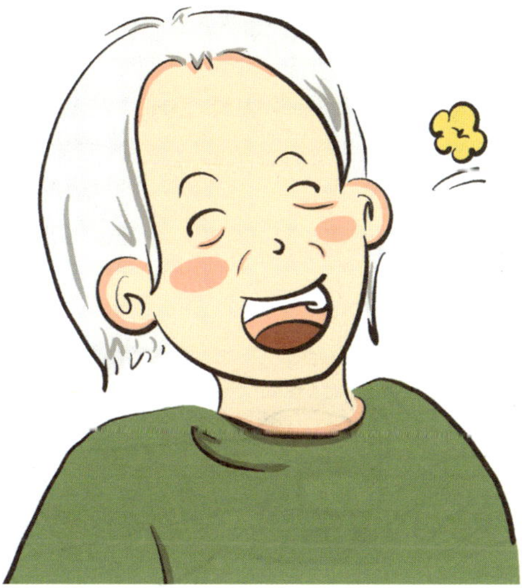

随访情况

1.术后第1个月

（1）复查影像学检查：腹部彩超显示，人工血管通畅，未见明显动脉瘤复发迹象。

（2）心脏检查：心电图未见明显异常，血压控制良好。

（3）生活质量：患者已恢复日常生活，但仍需注意避免过度劳累，继续保持低盐、低脂饮食。

（4）药物调整：测量血压136/86mmHg，心率65次/分，硝苯地平剂量调整为20mg，每日2次；美托洛尔剂量保持不变。

2.术后第3个月

（1）药物调整：患者定期到门诊复查，血压稳定在140/80mmHg左右。维持目前药物。

（2）影像学检查：CT显示人工血管位置正常，无新发动脉瘤或血栓。

（3）心理状态：患者精神状态良好，适应术后生活，无明显焦虑或抑郁情绪。

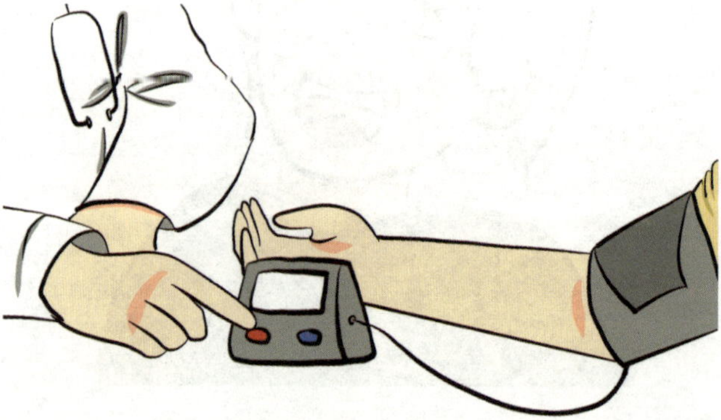

3.术后第6个月

（1）药物调整：患者血压控制稳定，未出现新的心脑血管事件，体力逐渐恢复。继续维持降压药和抗凝药的使用，定期监测INR值以确保在安全范围内。

（2）影像学检查：复查腹部彩超或CT，结果显示人工血管仍然通畅，无动脉瘤复发。

（3）长期生活管理：继续保持健康的生活方式，定期复查血压、血脂和心功能。

预后情况

1.长期预后

（1）血压控制：患者术后血压控制良好，降压药物疗效显著，减少了再次出现动脉瘤或其他心血管事件的风险。

（2）动脉瘤复发：经过定期随访和影像学检查，未见动脉瘤复发或新的血管病变迹象。

（3）生活质量：患者恢复良好，能独立完成日常活动，生活质量显著提高。虽然由于年龄和手术史的原因，患者需长期监测和药物治疗，但总体预后良好。

2. 可能的长期并发症

（1）动脉硬化：由于患者年老体弱和基础疾病，动脉硬化可能进展，需定期复查心脑血管情况。

（2）肾功能下降：长期高血压及药物治疗可能影响肾功能，需定期检测肾功能。

（3）血栓形成：虽然患者术后抗凝治疗有效，但仍需警惕血栓风险，尤其是长时间不活动时。

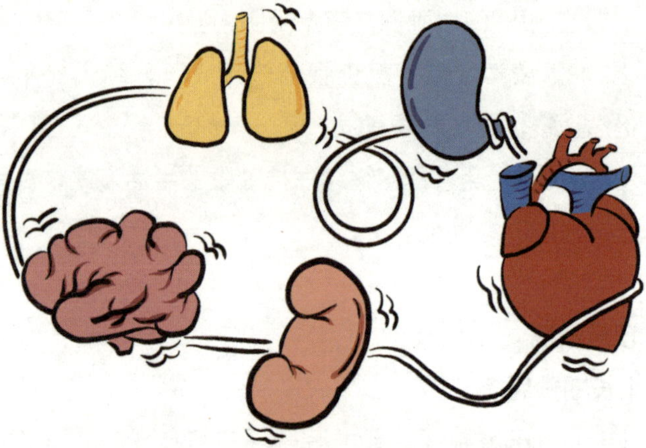

讨论

腹主动脉瘤是最常见的一种动脉扩张性疾病，但它并不是我们通常所说的“肿瘤”。实际上，它是指腹主动脉的局部扩张，当扩张的直径超过正常值的1.5倍时，就被称为腹主动脉瘤。由于扩张的主动脉壁较为脆弱，一旦破裂，常会导致患者迅速死亡，属于一种非常危险的疾病。腹主动脉瘤多见于老年人，男女发病比例为4:1，通常累及肾下段的腹主动脉。尽管腹主动脉瘤的确切病因尚未明确，多数专家认为动脉粥样硬化是主要原因，其他原因可能包括动脉中层囊性变、梅毒、先天发育异常、创伤、感染以及结缔组织疾病等。吸烟、高血压、老龄和男性都是常见的危险因素。

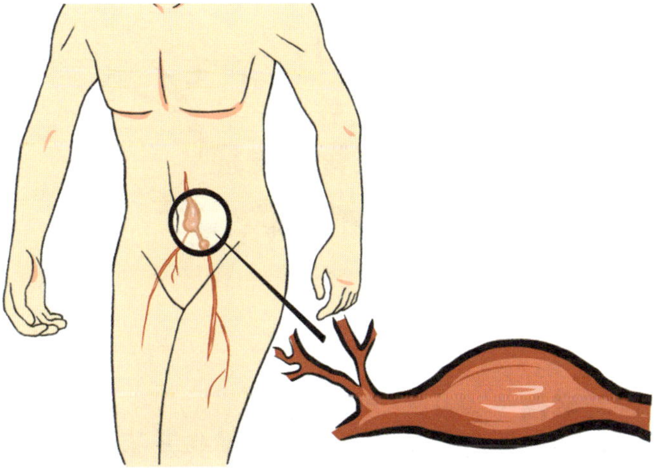

随着我国人口老龄化和饮食习惯的变化，该病的发病率也在逐年上升。因此，建议老年人定期进行筛查，通过体检和影像学检查相结合的方法来排查腹主动脉瘤。在体检中，上腹部可能触及有搏动的包块，随着动脉瘤的增大，触诊的敏感性也会增加，但如果腰围较大，则可能难以发现。超声检查是常规筛查的首选，其特异性和敏感性均超过90%，而需要手术的患者则通常需要进一步通过CT或MRI确诊。对于小型腹主动脉瘤的非手术患者，常规筛查可能会增加他们的心理负担，引发焦虑，但对于需要手术的患者，早期发现和治疗非常关键。

第二节 脑血管并发症

案例一 高血压合并短暂性脑缺血发作及脑梗死病例

患者简介

张先生是一位农民，年龄59岁，身高172cm，体重75kg，近日突发言语不清，右侧肢体活动不灵活。

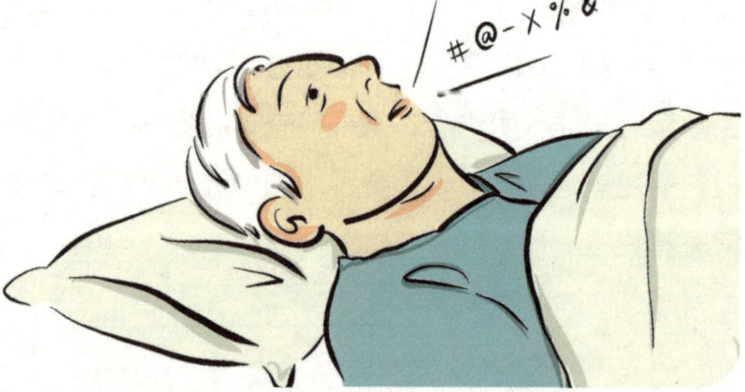

患者病史

患者主诉：突发言语不清，右侧肢体活动不灵活2次。

现病史：患者3年前被诊断为原发性高血压，长期有服药控制，血压可以维持在140/80mmHg。

既往史：有胃出血、外伤、手术和输血史，否认脑血管疾病病史。

家族史：否认家族遗传倾向的疾病、否认家族传染病。

个人史：有39年吸烟史，平均每天吸10支。

婚育史：适龄结婚，爱人健在，育有2女1子，子女均体健。

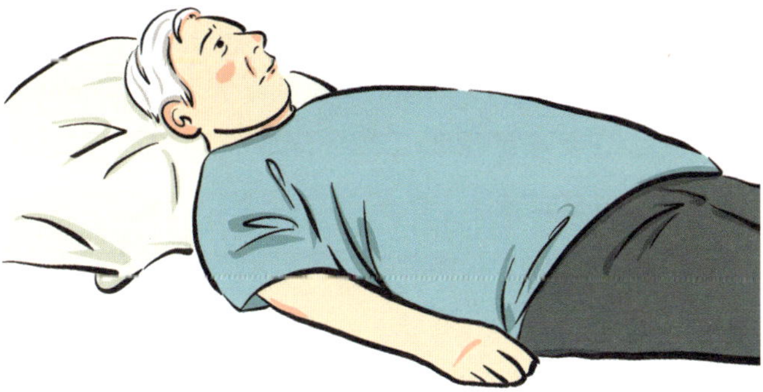

就诊情况

张先生近两日突发言语不清，右侧肢体2次出现活动不灵活的情况，由家属陪同前往医院神经内科就诊。医生在询问张先生及其家属张先生的现病史和既往史之后为其进行了如下检查。

一般检查：体温36.7℃，脉搏76次/分，呼吸19次/分，血压为140/80mmHg。整体情况还算良好，双肺呼吸音清晰，没有听到干湿性啰音。心脏检查显示没有明显的异常，心率为76次/分，心律正常，各瓣膜区没有听到异常的杂音。腹部平坦，中央有一道20cm长的陈旧手术疤痕，腹部柔软，肝脾没有触及异常。双下肢没有水肿。

专科检查：患者神志清楚，语言流利，四肢肌力和肌张力正常，双下肢没有出现异常病理反射，神经系统检查没有发现其他特殊情况。ABCD评分：4分。

辅助检查

头颈部CT检查：①左侧额叶和枕叶的密度比右侧稍低，可能是脑梗死，需要进一步确认。此外，左侧上颌窦黏膜增厚，可能有炎症。②颈椎的C2/3、C3/4、C4/5和C5/6椎间盘有突出，显示出颈椎退化的迹象。

头部MRI检查：①双侧放射冠及半卵圆中心有少量缺血灶，但没有明确的急性脑梗死迹象。②双侧椎动脉的颅内段及基底动脉呈现迂曲、延长的现象。

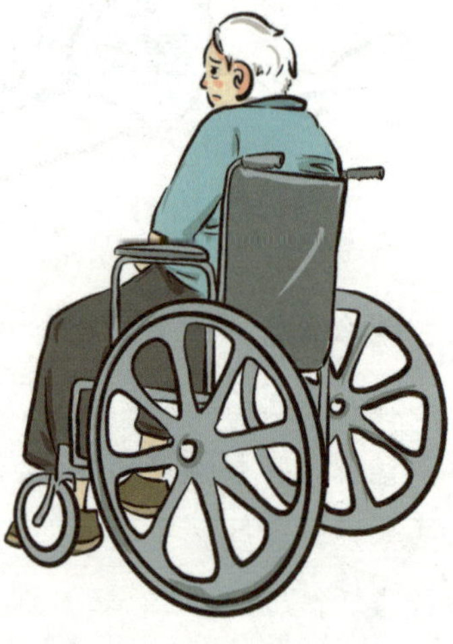

病例分析

医生根据张先生的病例特点、体格检查及辅助检查进行了病例分析。患者是一位59岁的男性，具有3年的高血压病史，最近突发短暂性脑缺血发作和多发性腔隙性脑梗死。结合患者的急性症状、既往病史和检查结果，可以推断以下几个诊断。

首先，患者表现出言语不清和右侧肢体无力的症状，持续时间短暂，且反复出现2次，这符合短暂性脑缺血发作（TIA）的临床表现。头颅MRI检查进一步支持了这一诊断，显示双侧放射冠及半卵圆中心有少量缺血灶，虽然未见明确的急性脑梗死迹象，但提示患者存在多发腔隙性脑梗死的风险。

患者的高血压病史加重了脑血管疾病的风险。在本次发病时，患者的血压为140/80mmHg，结合既往病史和目前的临床表现，患者被归类为高血压病3级，属于极高危组，预示着他未来可能发生更严重的心脑血管事件。

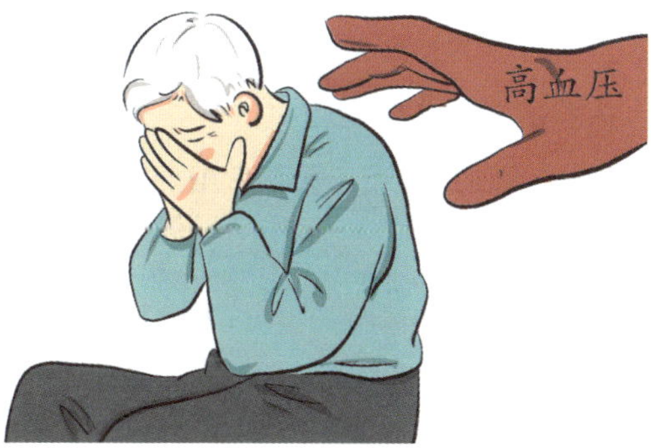

此外，影像学检查还发现了颈椎C2/3、C3/4、C4/5和C5/6椎间盘突出，并伴有颈椎退变。虽然此次未明确提及患者的颈椎症状，但这一发现提示患者可能存在椎间盘突出症的问题，需要进一步的关注和管理。

医生还对以下疾病进行了鉴别诊断。

（1）脑梗死：脑梗死多发生于60岁以上的患者，通常在安静或睡眠中发病，病情会在5～12小时内达到高峰。此时，全脑症状较轻，神经体征多表现为不均衡的偏瘫。CT检查时，脑梗死的实质通常表现为低密度区。在本例中，患者的MRI检查未显示明确的急性脑梗死征象，因此可以排除脑梗死的诊断。

（2）脑出血：尽管患者是老年男性，且出现了局灶性神经功能缺损的症状和体征，但头颅CT未显示脑出血的迹象。MRI检查虽然显示少量缺血灶，但不足以支持脑出血的诊断，因此可以排除脑出血的可能。

诊断结果

最终医生给出的诊断结果为：①短暂性脑缺血发作（左侧颈内动脉系统）。②多发腔隙性脑梗死（双侧放射冠及半卵圆中心）。③高血压3级，极高危组。④椎间盘突出症。

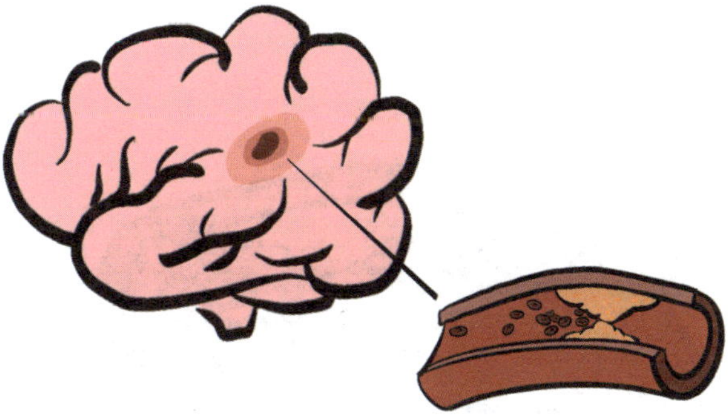

治疗方案

（1）完善相关检查：行经颅多普勒超声检查对患者颅内血管进行评估，行颈部血管B超对颅外血管进行评估了解血管情况。

（2）予一级护理，予抗血小板聚集、改善脑供血、营养神经、预防并发症、控制血压及对症支持等治疗。

（3）嘱患者戒烟，低盐、低脂饮食。

病情进展

患者自从入院后，一般情况尚可，血压降至130/80mmHg左右，神志清醒，言语清楚，四肢活动灵活，四肢肌力、肌张力正常，双下肢无病理特征，其他神经系统检查均正常。后完善血常规发现患者血脂偏高，颈动脉B超显示患者左侧颈内动脉粥样斑块形成，颈内外动脉脂质沉积。所以加用阿托伐他汀钙降血脂、稳定斑块。患者血液较稠，嘱患者多饮水、戒烟。患者病情平稳，安排出院。

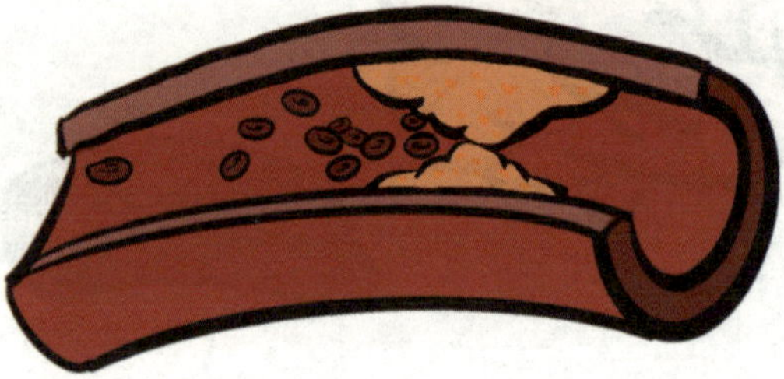

出院医嘱：①戒烟，低盐、低脂饮食，注意休息。②遵医嘱用药：阿托伐他汀钙每晚1次，1次1片；氯吡格雷每天1次，每次75mg；泮托拉唑肠溶胶囊每天1次，每次20mg。

随访情况

1.第1次随访

出院后第1个月，患者按时服用阿托伐他汀钙片，并遵从低盐低脂饮食的建议。随访时，患者报告无明显不适症状。血脂检查结果显示，低密度脂蛋白胆固醇（LDL-C）水平已有一定下降，接近目标值。血压控制良好，保持在130/80mmHg左右。医生鼓励患者继续坚持药物治疗和生活方式调整，并安排3个月后的随访。

2.第2次随访

3个月后，患者按时服药并继续调整生活方式。血脂检查结果显示，LDL-C水平达到了预期目标，其他血脂指标也有所改善。患者自述无新的不适症状，血压稳定在125/78mmHg左右。颈动脉彩超显示斑块无明显增大，病情稳定。医生建议继续目前的治疗方案，并再次强调生活方式管理的重要性，安排6个月后的随访。

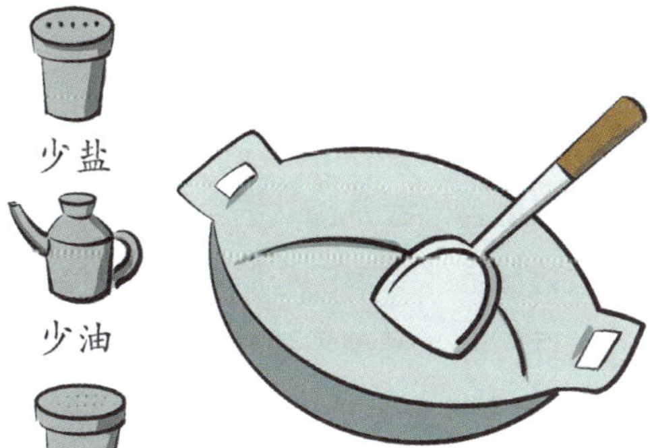

3.第3次随访

6个月后，患者的血脂水平持续保持在理想范围内，LDL-C进一步下降，其他血脂指标也持续改善。血压控制稳定，未发生脑血管事件。颈动脉彩超检查结果显示，斑块的大小和形态无明显变化，未出现新的病变。患者总体状态良好，无药物不良反应。医生建议继续维持现有治疗方案，并计划每半年进行一次定期检查，以监测病情变化。

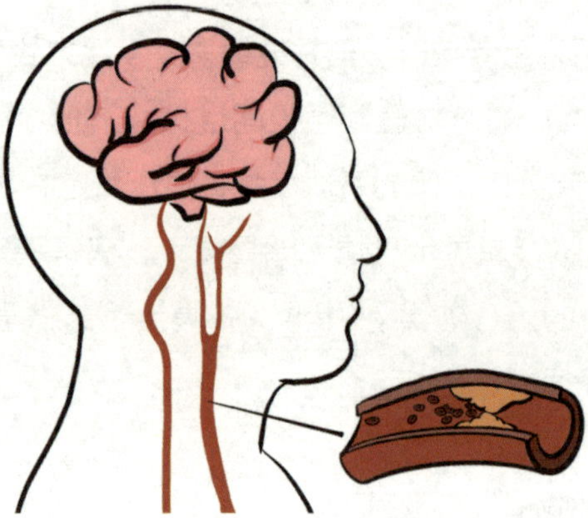

预后情况

由于患者积极配合治疗并遵从医生的建议，目前病情稳定。药物干预有效降低了患者的心脑血管事件发生风险。随着血脂水平的持续控制，颈动脉粥样斑块的进展速度可能会减缓，这有助于减少未来发生脑梗死或其他相关疾病的风险。总体预后较为良好，但仍需长期随访监测，尤其是定期检查血脂水平和颈动脉状况，以便及时调整治疗方案。

讨论

高血压是动脉粥样硬化的主要危险因素之一，它不仅增加了心脏病的风险，也显著提高了脑血管事件的发生率。长期高血压会导致动脉壁的损伤和硬化，促使颈动脉和脑内小血管的粥样硬化斑块形成，最终导致血流阻塞或局部缺血。在本例中，患者颈动脉粥样硬化斑块的形成可能与其多年未得到充分控制的高血压密切相关。

短暂性脑缺血发作（TIA）是脑血管病变的预警信号，通常由颈动脉或脑内动脉的短暂性血流中断所致。虽然TIA的症状可以在短时间内完全消失，但它强烈提示患者存在未来发生脑梗死的高风险。本病例中的患者出现了2次TIA发作，提示其脑血管系统已经受损，亟须进行干预。

脑梗死的发生是TIA的进一步发展结果，也是脑血管病变加重的表现。脑梗死导致的脑组织缺血坏死，往往会带来严重的神经功能障碍甚至致残。本病例中，尽管患者MRI未显示明确的急性脑梗死征象，但发现了多发性腔隙性脑梗死。这种情况提示脑内血管的长期慢性损害，需高度重视并进行积极的预防和治疗。

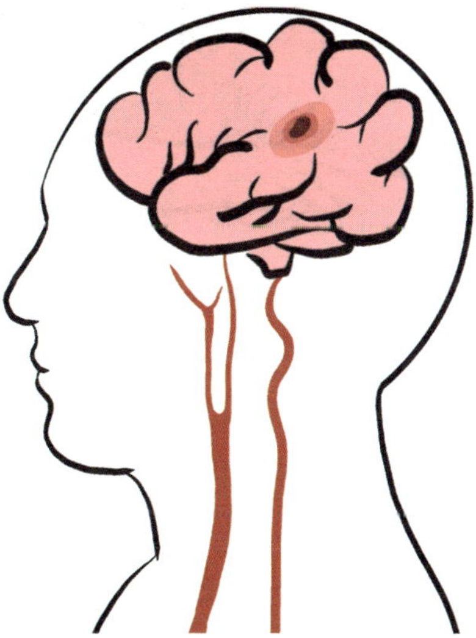

案例二
老年女性高血压症合并缺血性脑卒中病例

患者简介

郑女士，年龄86岁，是一名退休教师，身高162cm，体重60kg。郑女士4小时前被家属发现在家中昏迷，不能唤醒，其家属紧急呼叫救护车将患者送至医院。

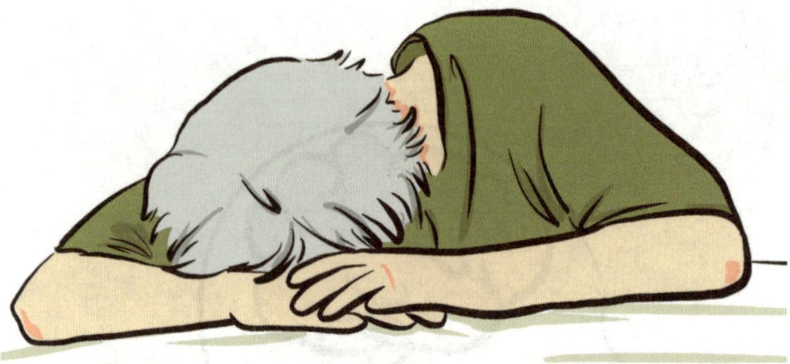

患者病史

患者主诉：家属4小时前发现患者不能被唤醒。

现病史：4小时前家属发现患者不能唤醒，无抽搐，无二便失禁，恶心，呕吐少量无色黏液样液体，无发热。患者近日偶有头晕、头痛症状，无胸痛、出冷汗，无心悸、气促等。

既往史：既往有高血压病史20年，平时服用降压药可以将血压控制在150/90mmHg。3年前被诊断为脑动脉硬化。无冠心病、糖尿病病史。

家族史：否认家族遗传倾向的疾病、否认家族传染病。

个人史：生于原籍，否认近期疫区及流行病区接触史，否认工业毒物及放射性物质接触史。

婚育史：适龄结婚，爱人健在，育有2女，均体健。

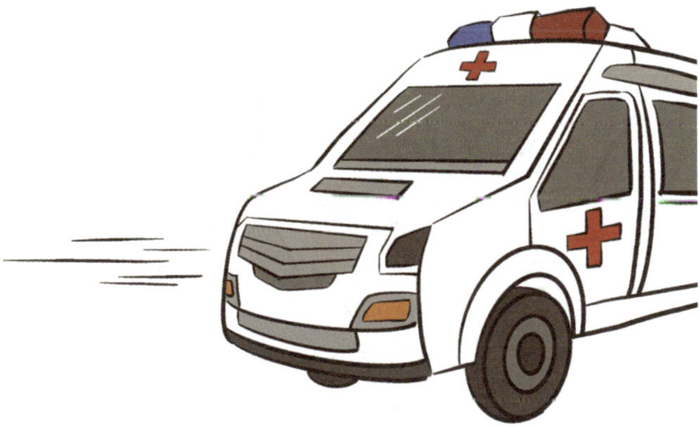

就诊情况

郑女士近期偶尔感到头晕、头痛，休息后可以缓解。今日郑女士的家属发现她在睡眠时不能被唤醒。其家属立刻拨打120急救电话将郑女士送往医院。急诊科医生迅速了解情况后，对郑女士进行了如下检查。

体格检查：病人的血压是188/86mmHg，意识模糊，喊她的时候能睁开眼睛，但无法回答问题。双眼的内侧有脓性分泌物。听诊时发现双肺的呼吸音较粗，在肺底可以听到湿啰音，但没有胸膜摩擦音。心率是94次/分钟，心跳不规律，心尖部可以听到类似吹风的杂音。腹部摸起来是平软的，没有压痛或反跳痛。双腿有凹陷性水肿，双侧的病理反射疑似阳性，四肢肌力检查时病人不能配合。

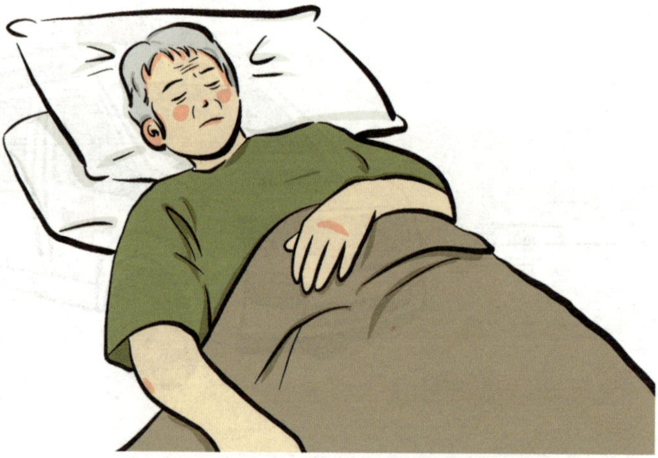

专科检查

脑CT：患者左侧大脑半球有一大片低密度区域，说明脑组织受损，脑组织和皮层的界限不清晰，脑部肿胀。同侧的脑沟和脑裂也变浅。

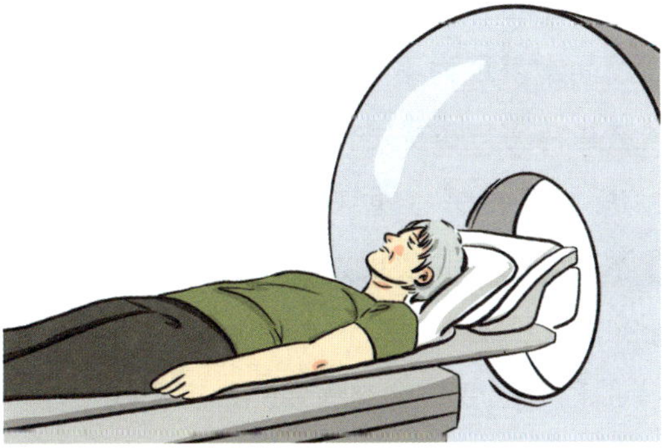

磁共振血管成像（MRI）：左侧大脑半球有一大片异常信号区域，显示为长T1长T2信号，FLAIR和DWI都显示为高信号，ADC图像显示为低信号。MRA显示左侧的大脑前动脉、大脑中动脉和大脑后动脉的某些段落出现了局部狭窄。

病例分析

医生根据患者以上检查结果做出病例分析。该病例为一名86岁女性，有高血压病史，突发4小时昏迷。体格检查显示患者血压188/86mmHg，处于重度高血压状态，伴有双眼脓性分泌物、双肺湿性啰音、心律不齐和双下肢凹陷性水肿。CT显示左侧大脑半球大片低密度影，皮质与髓质分界不清，伴有轻度占位效应。MRI的DWI序列呈高信号，进一步明确了缺血性脑卒中的诊断。磁共振血管造影（MRA）显示大脑前动脉、中动脉和后动脉多发狭窄，是导致缺血性脑卒中的直接证据。综合临床表现和影像学检查，考虑患者为高血压导致的缺血性脑卒中。

同时，医生还对以下疾病做出了鉴别诊断。

（1）脑肿瘤：脑肿瘤的占位效应通常比脑梗死更明显。胶质瘤通常表现为不规则强化，转移瘤常呈现均匀或环形强化，这些特征与脑梗死有所不同。

（2）脑脓肿：患者通常有前驱感染史，并伴有剧烈头痛。影像学上，脑脓肿表现为规则的单个或多个环状强化，与脑梗死的表现不同。

（3）脱髓鞘病变：这类病变的形态不规则，多位于侧脑室周围，影像上可见不规则的斑片样强化或无强化。结合临床表现，通常可以与脑梗死进行鉴别。

诊断结果

医生最终对这位患者给出的诊断结果为高血压导致的缺血性脑卒中。

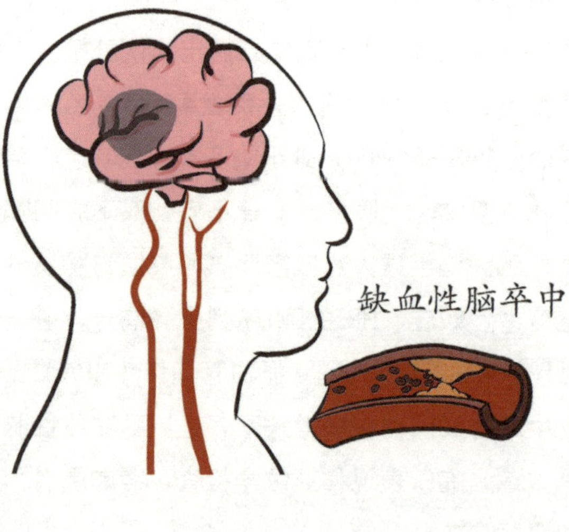

治疗方案

1. 维持生命体征稳定

监测患者的血压、心率、血氧饱和度和呼吸频率。必要时给予氧疗（鼻导管氧流量2～4L/min），维持血氧饱和度在90%以上。

2. 降压治疗

硝普钠：持续静脉滴注，初始剂量为0.2～0.5μg/kg/min，逐渐增加至最大10μg/kg/min，目标是将血压逐步降至安全水平（例如，140～160/90mmHg），避免过快降压导致脑灌注不足。

拉贝洛尔：可用于静脉注射，初始剂量为10～20mg，每10分钟重复给药，直至达到预期血压控制（最大剂量300mg）。

3. 脑水肿治疗

甘露醇：20%，125ml静脉滴注，每6小时1次，必要时可根据患者病情和脑水肿情况调整剂量。

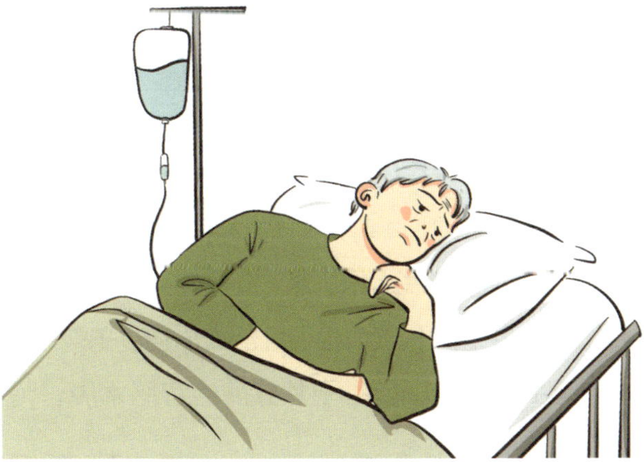

4. 抗血栓治疗（在排除出血性病变后进行）

阿司匹林：300mg首次口服负荷剂量，之后每日100mg维持治疗，预防进一步的血栓形成。

氯吡格雷：75mg，每日1次口服，作为阿司匹林的辅助或替代药物。

5. 降颅内压治疗

呋塞米：20～40mg静脉注射，必要时调整剂量，以降低颅内压。

6. 监测和支持治疗

密切监测患者的神经系统体征，定期进行CT或MRI检查以评估脑卒中进展情况。

维持水电解质平衡，必要时进行静脉补液（如生理盐水、乳酸林格液）。

7. 营养支持

患者处于昏迷状态，应考虑给予肠外营养或通过鼻胃管提供营养支持，避免低血糖和营养不良。

病情进展

1.急诊阶段（入院后0～24小时）

患者入院时表现为4小时昏迷，意识模糊，血压188/86mmHg，存在重度高血压。急诊处理包括稳定生命体征、降压治疗、脑水肿治疗和抗血栓治疗。血压通过硝普钠和拉贝洛尔逐步降至160/90mmHg。给予甘露醇治疗脑水肿，阿司匹林和氯吡格雷用于抗血栓。患者在急诊阶段维持了血氧饱和度在90%以上，意识状态未见明显改善。

2.急性期阶段（入院后1～7天）

患者的意识状态缓慢恢复，能够对简单刺激做出反应，但仍处于意识模糊状态。血压进一步稳定在140/85mmHg。影像学检查显示脑梗死区域略有扩大，未见明显出血或其他并发症。继续维持甘露醇治疗和降压药物，调整剂量以应对脑水肿和血压控制。患者开始接受物理治疗，评估和监测神经系统进展。

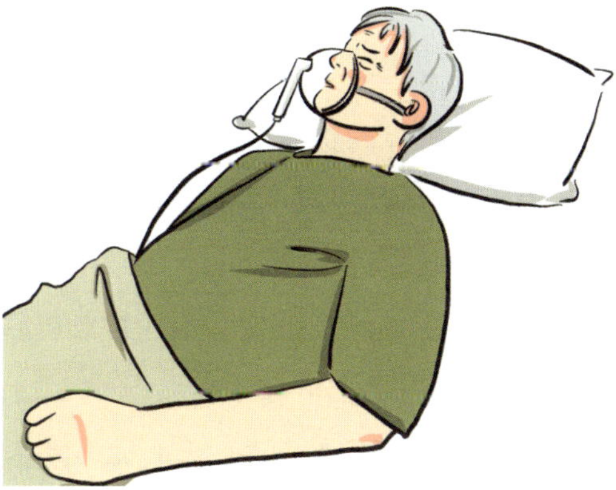

3.康复期阶段（入院后8～30天）

患者的意识状态逐渐改善，能够识别家人和遵循简单指令。影像学检查显示脑梗死区域稳定，无明显进展。继续给予阿司匹林和氯吡格雷，血压维持在130/80mmHg。物理治疗效果良好，患者开始能够自主活动部分肢体。营养支持通过鼻胃管逐步过渡到正常饮食。

4.出院后阶段（入院后1个月及以后）

患者意识恢复良好，能够进行日常活动，但肢体功能仍有一定障碍。血压稳定控制在130/80mmHg，继续服用氨氯地平和贝那普利。定期随访显示脑梗死区域未见进展，康复治疗取得进展。患者继续接受物理治疗和职业治疗，以提高功能和生活质量。对心血管风险因素的控制和健康生活方式的建议得到遵循。每月复查血压、心电图及必要的影像学检查，评估脑卒中复发风险及治疗效果。

随访情况

1. 随访检查

影像学检查：出院后3个月进行复查CT和MRI，显示脑梗死区域稳定，无新发病变或明显进展。脑内水肿已基本消退。

血压监测：血压维持在130/80mmHg，继续服用氨氯地平5mg每日1次和贝那普利10mg每日1次。血压控制良好，未见显著波动。

心电图：正常窦性心律62次/分钟，无心律失常。

2. 康复进展

物理治疗：患者的肢体功能有所改善，能够自主完成部分日常活动。物理治疗师评估显示肌力和协调性逐步恢复。

职业治疗：重点在于帮助患者恢复自我照顾能力和生活独立性。患者逐步能够进行一些基本的自我护理任务。

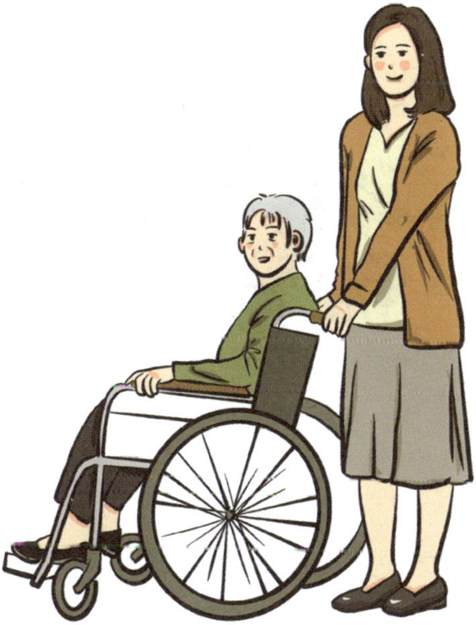

3. 健康管理和预防措施

药物治疗：继续每日服用阿司匹林100mg和氯吡格雷75mg，预防血栓复发。维持长期抗高血压治疗。

生活方式干预：建议患者保持低盐饮食、增加身体活动、戒烟限酒。营养师提供了饮食指导，帮助改善饮食习惯。

定期随访：每3个月进行1次血压、心电图和影像学检查，以监测病情进展和调整治疗方案。

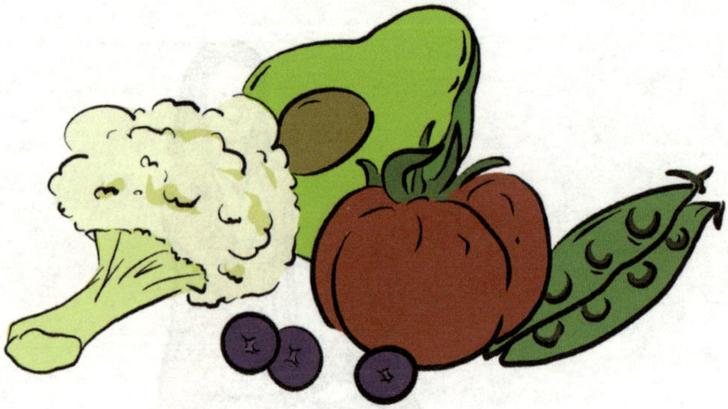

预后情况

（1）临床预后：患者的意识完全恢复，能够进行大部分日常生活活动，但仍存在轻度的肢体功能障碍。随着康复治疗的继续，功能恢复可能会进一步改善。

（2）生活质量：尽管存在一些肢体功能障碍，患者的生活质量有显著提升。康复治疗和健康管理措施有助于提高患者的独立性和生活自理能力。

（3）复发风险：在遵循治疗和生活方式干预的情况下，脑卒中复发的风险降低。定期随访和健康管理对预防复发起到了积极作用。

（4）长期展望：继续进行康复治疗和健康管理，将有助于进一步改善患者的功能状态和生活质量。患者应保持定期随访，监测心血管健康，以减少未来卒中事件的风险。

讨论

该患者为86岁女性，突发脑卒中导致昏迷，入院后诊断为缺血性脑卒中。她的高血压病史和突然的脑卒中发作均表明高血压是该病的主要危险因素。CT和MRI检查确认了左侧大脑半球的缺血性脑梗死，并通过MRA发现了多处动脉狭窄，进一步支持了缺血性脑卒中的诊断。

该患者的治疗方案包括急性期的降压治疗、脑水肿管理和抗血栓治疗。硝普钠和拉贝洛尔的使用有效控制了患者的血压，防止了进一步的脑组织损伤。甘露醇的使用缓解了脑水肿，有助于减少颅内压。抗血栓治疗则降低了血栓复发的风险。

该病例突显了在老年患者中高血压控制的重要性，以及综合治疗对改善预后的关键作用。持续的康复治疗和健康管理将有助于进一步提升患者的生活质量，并减少未来卒中事件的风险。未来的治疗和随访应继续关注血压控制、康复进展和心血管健康，以确保患者的长期稳定和功能恢复。

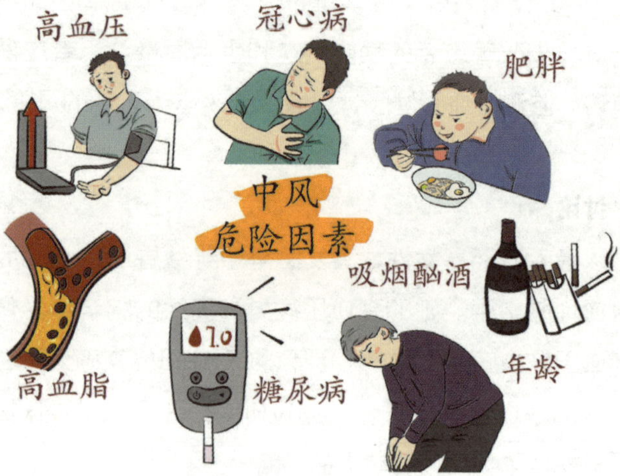

第三节 肾脏并发症

案例一 一位年轻男性患者的高血压肾损伤病例

患者简介

田先生23岁，是一名公司职员，身高180cm，体重107kg。田先生在10年前曾发现血压升高，10年间间断出现头晕，近1周突然加重。

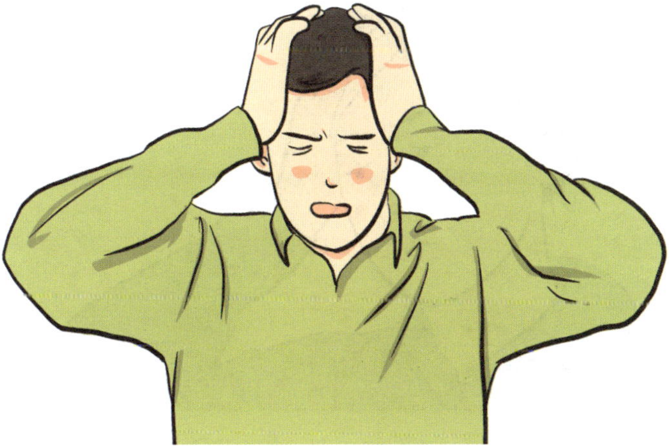

患者病史

患者主诉：间断头晕10年余，加重1周。

现病史：患者从10年前开始，偶尔会感到头晕，并伴有脖子发紧的症状。这种情况时有发生。他当时去当地诊所检查，发现血压很高，达到180/140mmHg。医生给他开了中药，服用后血压降到了130～140/90～100mmHg之间。后来他自己停了药，也没有再定期测量血压。2年前，他又开始出现间歇性的头晕、脖子发紧，还发现自己夜尿增多，尿液中有泡沫，但没有去系统治疗。最近1周，他测量的血压在180～200/120～160mmHg之间波动。自发病以来，他夜间睡觉时打鼾，有时还会呼吸暂停。除了这些症状外，精神、饮食、睡眠、大便都正常，体重也没有明显变化。门诊以“高血压”病收入医院高血压科。

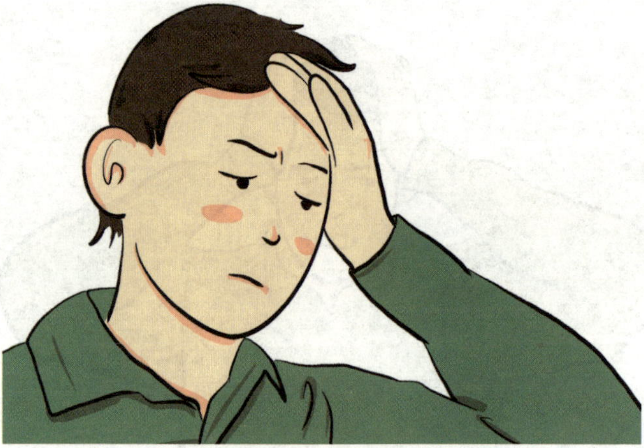

既往史：否认糖尿病、高脂血症、高尿酸血症、肾炎肾病等病史。

个人史：否认过敏史；有吸烟史4年，平均每天4支；饮酒史4年，平均每天50g；平时喜好偏咸食物。

家族史：父母健在，否认家族遗传倾向的疾病、否认家族传染病。

婚育史：未婚未育。

就诊情况

田先生于10年前被诊断为高血压病，但未坚持服药。10年间患者一直不时出现头晕症状，最近突然加重，所以来到医院高血压科进行就诊。医生在了解了他的病史之后对他进行了如下检查。

体格检查：患者入院时，体温是36.3℃，脉搏每分钟80次，呼吸每分钟20次，血压192/119mmHg，体重指数为33kg/m²，属于肥胖范围。检查发现，他的背部有脂肪堆积（也就是所谓的“水牛背”），并且身体的脂肪主要集中在腹部。双肺听诊时呼吸音清晰，没有听到任何异常声音，如啰音或摩擦音。心脏检查显示心律正常，没有异常杂音。

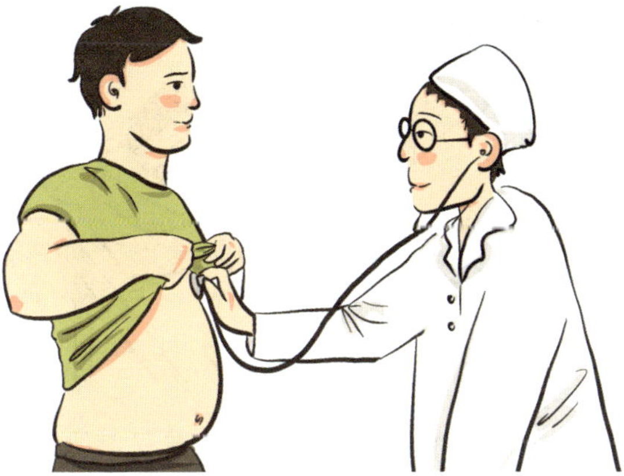

患者的腹部显得鼓胀，但按压时没有疼痛或反跳痛。两侧肾区在敲击时也没有引起疼痛。动脉检查显示双侧桡动脉、肱动脉搏动正常，双侧足背动脉搏动也正常，颈动脉、胸主动脉、腹部动脉听诊时未发现杂音。

辅助检查

心脏超声检查：室间隔和左心室的游离壁增厚，左心室的射血分数在正常的低限范围内，但左心室的舒张功能减弱。具体数据显示，左心室舒张末径为56mm，室间隔为17mm，左心室后壁厚度为16mm，左心房内径为49mm，左心室射血分数为51%。

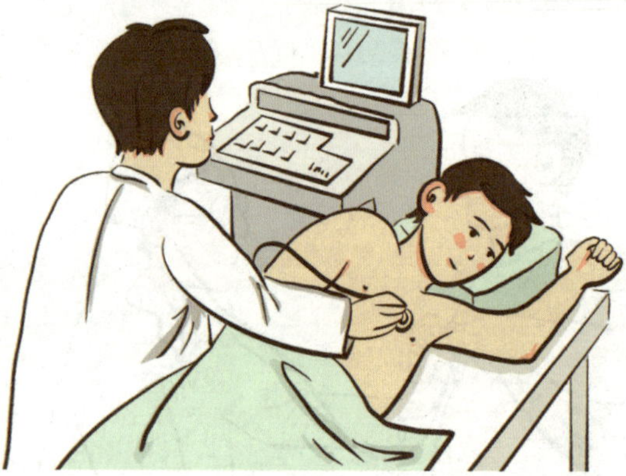

肾功能检测：尿素水平为8.7mmol/L（升高），肌酐为166μmol/L（升高），尿酸为523μmol/L（升高），钾水平为3.5mmol/L，提示肾功能存在一定异常。

四肢血压测量：患者左上肢的血压为256/179mmHg，右上肢为241/178mmHg，而左右下肢的血压未能测出。此外，左侧PWV（脉搏波速度）为2760cm/s，右侧为2958cm/s，提示动脉硬化情况。

肝功能、血常规、便常规、凝血功能、心肌酶、甲状腺功能、血沉、C反应蛋白等常规化验未见明显异常。

初步诊断及初步治疗

医生根据田先生以上检查结果对其进行初步诊断结果为高血压；肾功能异常；左室扩大；高尿酸血症。为了进一步筛查患者高血压继发原因和评估高血压靶器官损伤，医生安排患者住院治疗并完善相关检查。由于患者入院前4周未服用降压药物，所以给予维拉帕米缓释片240mg 1/日；特拉唑嗪2mg 1/晚降压治疗，因患者院前血钾为3.5mmol/L，给予补钾治疗。

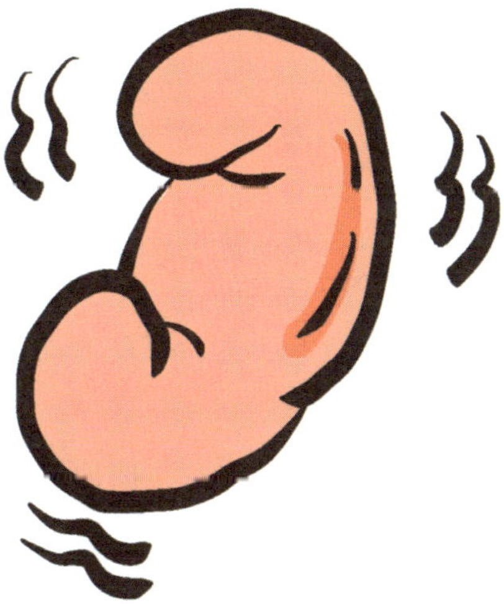

后续检查及病例分析

1.心脏相关检查

NT-proBNP:1572pg/ml，提示心脏压力较大。

2.肾脏相关检查

尿常规：蛋白质含量为3.0g/L，尿液中红细胞为10/μl，说明尿中存在蛋白质和少量血细胞，提示可能存在肾脏问题。

皮质醇水平:不同时段的测量值分别为0点：3.15μg/dl，8点：9.12μg/dl，16点：4.14μg/dl，显示出一天中皮质醇水平的变化。

24小时尿液分析:尿钠为134mmol/24h，尿钾为65mmol/24h，尿微量白蛋白为3816mg/24h，尿中白蛋白含量高，表明肾脏功能受损。

肾素轻度升高，醛固酮大致正常，肾素/醛固酮比值大致正常，排除了原发性醛固酮增多症。排除原发性醛固酮增多症。

促肾上腺皮质激素：26.75pg/dl，正常。

核素肾功能显像：双肾肾小球滤过功能中度减低，左肾eGFR 24.3，右肾eGFR 25.11，总肾eGFR 49.41。

肾动脉CTA: 未见双肾动脉狭窄。

复查肾功能：尿素6.4mmol/L，肌酐148μmol/L（升高），尿酸464μmol/L（升高）。

3.影像学检查

头颅CT、颈动脉彩超、肾上腺CT、胸部CT未见明显异常。

4.睡眠呼吸监测

显示轻度阻塞性睡眠呼吸暂停，夜间中度缺氧。

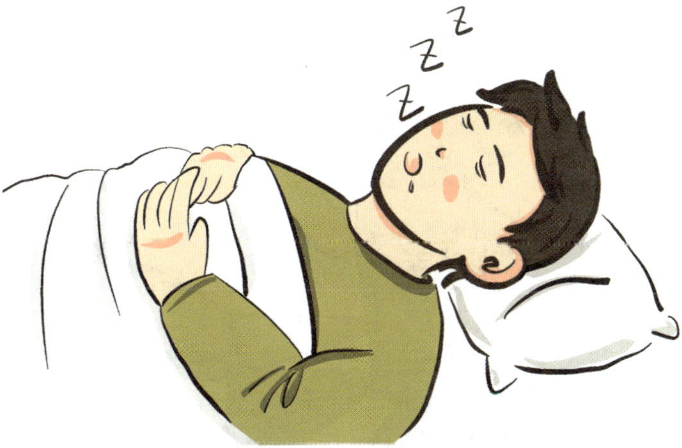

诊断结果

最终根据患者完善的检查结果，医生对田先生给出的最终诊断为高血压病3级（极高危）；肾功能异常；心脏结构异常；睡眠呼吸暂停（轻度）；高尿酸血症；高脂血症；电解质代谢紊乱（低钾血症），以及左肾囊肿。尽管目前无法明确查出继发性高血压的原因，但基于现有的检查结果，原发性高血压的可能性较大。同时，肾脏相关疾病的可能性不能完全排除。

治疗方案

（1）生活方式干预：低盐低脂饮食，戒烟、限制饮酒，增加身体活动，控制体重，减轻体重，减轻精神压力。

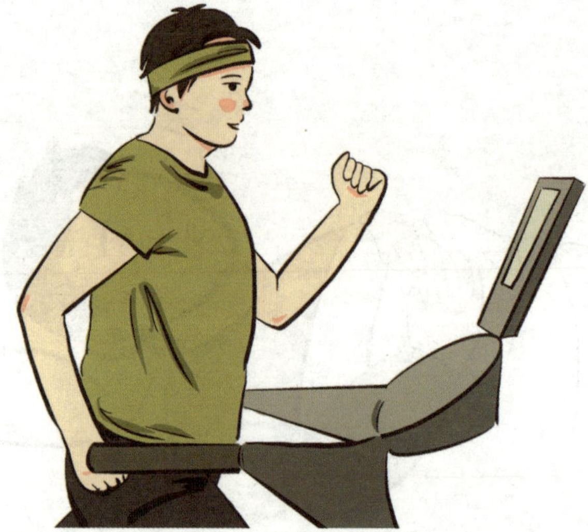

（2）药物治疗：贝尼地平4mg，每日2次；奥美沙坦20mg，每日2次；阿罗洛尔5mg，每日2次。

（3）后续检查与治疗

肾穿刺活检结果：①病理诊断：缺血性肾损伤伴血栓性微血管病样病变及肾小球肥大症。②电镜诊断：电镜下发现两个缺血皱缩的肾小球，基底膜节段性增厚，内皮下间隙轻度增宽，足突大部分融合，但未见明确的电子致密物沉积。

根据肾穿刺活检结果，认为肾脏损伤与高血压相关。建议继续口服降压药物，同时针对高肌酐水平进行对症治疗。

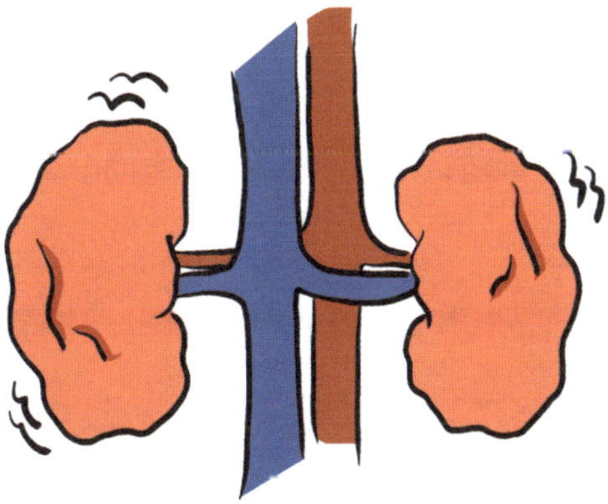

随访情况

田先生出院40天后回医院复查肾功能、心脏功能和血压情况。肾功能：尿素和肌酐水平有所波动，但整体较出院时有所改善，尿蛋白稳定，显示肾功能有所好转，但仍需继续监测。心脏功能：NT-proBNP水平显著下降，表明心脏负担减轻，心脏功能改善。血压控制：血压维持在稳定范围内，说明降压治疗有效，患者的血压控制良好。总体来看，患者的治疗效果良好，但肾功能仍受损，需持续关注和调整治疗以防进一步恶化。

预后情况

（1）肾功能：尿素和肌酐水平有所波动，但整体较出院时有所改善，尿酸水平维持在较高范围。尿蛋白水平稳定在1g/L，提示肾脏功能持续受损。

（2）心脏功能：NT-proBNP水平显著下降，表明心脏压力减轻，心脏功能有所改善。

（3）血压控制：　血压在两个检查时间点均显示稳定范围内，治疗效果良好。

患者需要继续保持药物治疗和生活方式干预，以稳定血压和保护肾功能。定期随访和进一步评估将有助于调整治疗方案和提高长期预后。

讨论

高血压肾病是高血压引起的慢性肾脏损伤。高血压会导致血流变化、炎症和其他问题，进而影响肾脏。在中国，高血压肾病是导致终末期肾病的第二大原因，仅次于糖尿病，并且随着年龄的增长，发病率会增加。高血压肾病早期没有明显症状，但会增加发展为严重肾病、心血管问题和猝死的风险。

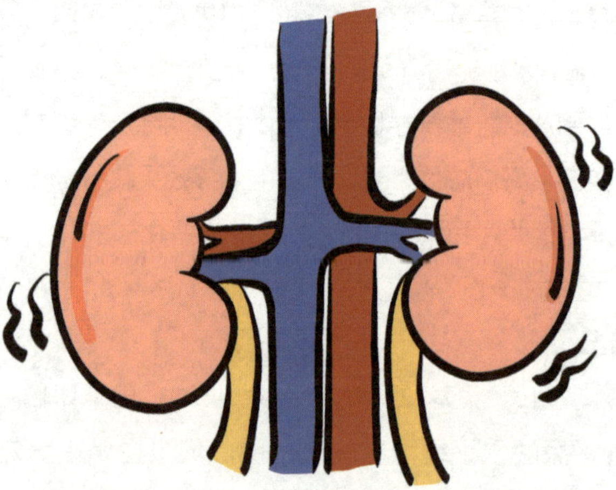

这位患者虽然年纪较轻，但长期高血压和不规律的治疗使血压控制不佳，导致他自己停止了药物和血压监测。最近因血尿问题引起了对血压的重视。尽管没有明显的不适，检查发现心脏和肾脏已有问题，如心脏壁增厚和NT-proBNP升高，以及夜尿增多和泡沫尿。病理检查显示肾脏有缺血性变化、肾小球皱缩和肾小管萎缩等，符合高血压肾损伤的诊断。

对年轻的高血压患者，应检查是否有其他原因引起的高血压，并评估高血压对器官的损害。通过改善生活方式（如控制盐和体重、增加运动、戒烟限酒、减轻压力等）和药物治疗，可以降低心脑肾及血管并发症的风险。

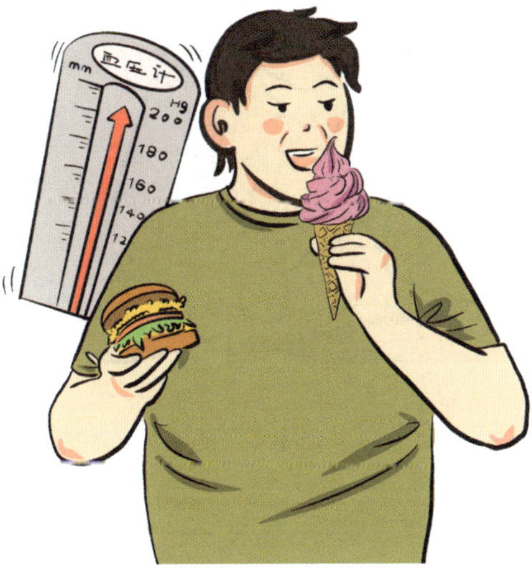

案例二
老年女性高血压合并肾功能不全病例

患者简介

王女士，年龄85岁，身高162cm，体重60kg。王女士9年间一直偶有胸闷、憋气症状，因近4日活动后胸痛伴有血压升高来院就诊。

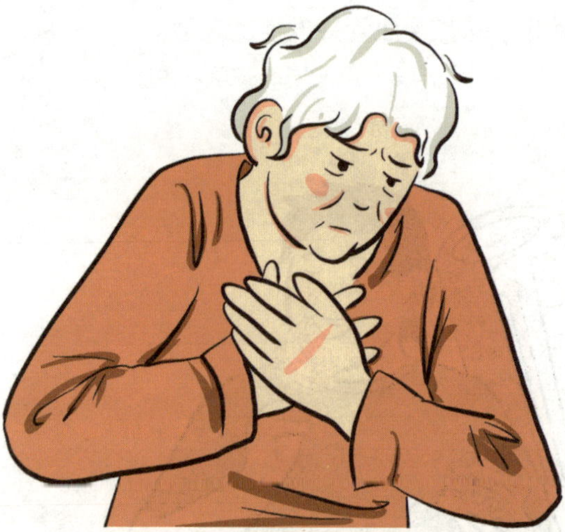

患者病史

患者主诉：9年间间断感到胸闷、憋气，近1月感到胸痛。

现病史：9年前，这位患者因为活动后感到胸闷和呼吸困难，到医院就诊。检查后发现冠状动脉有问题，并植入了3个支架。手术后，症状有所缓解，虽然偶尔还会感到胸闷。5年前的检查显示冠状动脉的病情没有明显恶化，医生建议继续用药控制。这次入院前的4天里，患者在活动后反复出现胸痛，血压明显升高。她自己服用了硝酸甘油，几分钟后症状缓解。1年前，她因为患有病态窦房结综合征，进行了双腔永久起搏器的植入手术。入院前1个月，她的血压波动较大，夜间血压有时会升高到170～180/60～70mmHg，并伴有全身不适感。同时，她的肌酐水平升高到140 μmol/L（之前为80～90 μmol/L），但尿液颜色正常，没有血尿或泡沫尿的情况。

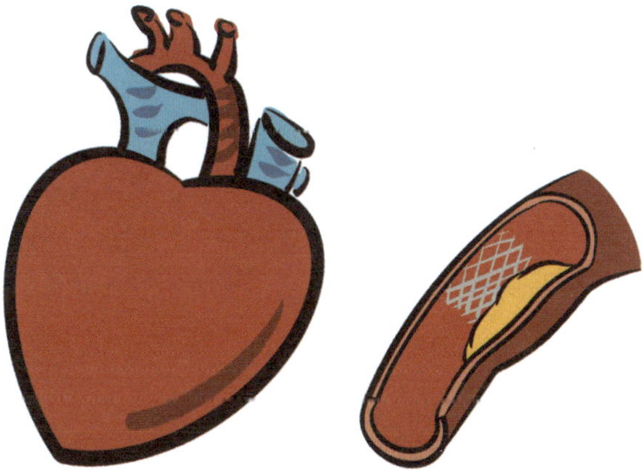

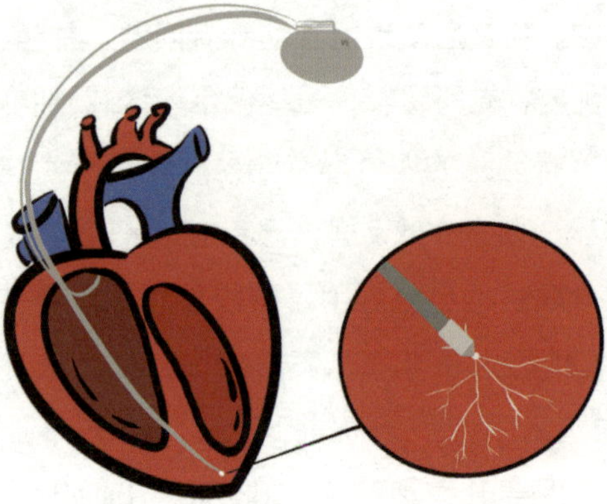

既往史：患者患有糖尿病超过30年，目前通过注射胰岛素和服用降糖药物来控制血糖，平时空腹血糖保持在4~5mmol/L，餐后血糖在7~8mmol/L。此外，她也有超过30年的高血压病史，血压最高达到200/60mmHg。近几年，她每天服用降压药物来控制血压，最近3个月开始服用另一种药物，将血压控制在140～150/40～50mmHg。

家族史：否认家族遗传倾向的疾病、否认家族传染病。

个人史：生于原籍，无吸烟史、饮酒史。

婚育史：适龄结婚，育有2女2子，爱人已故。

就诊情况

王女士近1个月血压波动较大，4天前反复出现活动后胸痛，同时血压明显升高。今日王女士由子女陪同前往医院就诊。医生对王女士的病史进行详细了解后，对她安排了如下检查。

一般检查：体温36.8℃，血压142mmHg/46mmHg，呼吸19次/分，脉搏86次/分，神志清楚，精神尚可。皮肤、黏膜、全身浅表淋巴结、头部五官、颈部、胸部、腹部及四肢均正常，无明显病理表现。

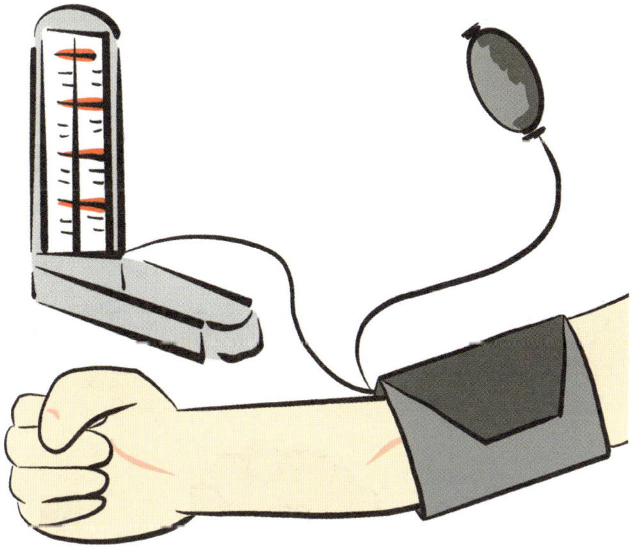

初步诊断及初步治疗

这位高龄女性患者之前患有冠状动脉三支病变（影响了前降支、回旋支和右冠状动脉），经常感到胸闷。入院后复查了她的冠状动脉影像，认为通过介入治疗获益不大。最近她反复出现胸痛，医生认为这可能与她的高血压、快速心率以及心肌耗氧量增加有关，因此建议调整药物来缓解缺血症状。

患者的静息心率在80～90次每分钟之间波动。在原先每天服用美托洛尔47.5mg的基础上，医生加用了贝爽90mg每天2次，以控制心室的跳动速度，降低心肌耗氧量，并改善冠状动脉痉挛。同时，继续使用硝酸酯类药物和尼可地尔来改善心肌供血。

这位老年女性患者患有多种疾病，包括高血压、糖尿病和肾功能不全。她的高血压控制得不好，表现出老年人常见的特点，主要是单纯收缩期高血压，并且24小时内血压波动较大，多为非勺型高血压。在制定降压方案时，需要同时考虑她的收缩压和舒张压，避免血压下降过快或过低，以免导致心脏和大脑的血流不足。在降压治疗过程中，还需要密切监测她的肾功能，避免由于肾脏血流不足而导致肾功能的进一步恶化。

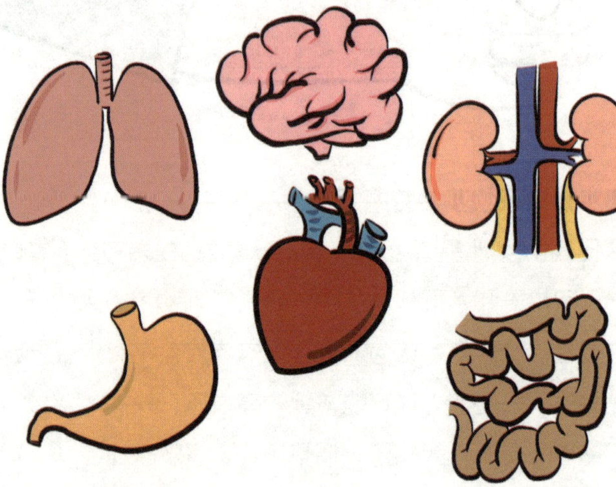

为了进一步确诊王女士的疾病，医生在王女士住院后对其安排了进一步的检查，结果如下。

24小时血压监测：平均血压为128/46mmHg，白天的平均血压为 129/46mmHg，最高的收缩压达到170mmHg，出现在下午5:25，最高舒张压为93mmHg，出现在下午2:54。夜间的平均血压为124/47mmHg，最高的收缩压是132mmHg，出现在凌晨3:16，最高舒张压为51mmHg，出现在凌晨2:19。

心脏超声检查：左心房稍微扩大，前后直径为3.66cm。其他心房和心室的大小正常。左心室的功能正常，射血分数为67.5%。主动脉瓣回声稍强，表示可能有轻微的硬化。二尖瓣后叶的瓣环增厚，回声增强，这可能是瓣膜硬化的迹象。其他心脏瓣膜没有异常。心脏的室间隔厚度约为1.23cm，心脏壁的运动正常协调，但左心室的舒张功能有所减弱。

肾功能检查：24小时尿蛋白：0.36g。尿素氮：12.8mmol/L。彩色超声检查显示两侧肾脏的大小和回声正常，肾动脉血流有些阻力增高，右侧肾门处的动脉峰值流速为50cm/s，左侧为57cm/；两侧肾脏内部的动脉血流信号较少，说明肾脏的血流可能有一定程度的减少。

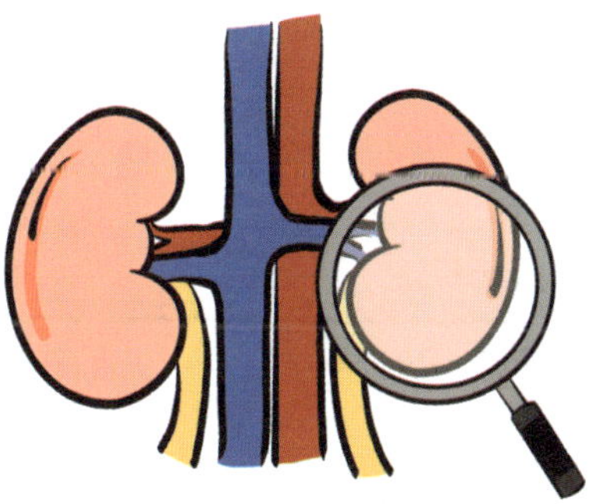

实验室检查：血白蛋白31g/L（偏低），谷丙转氨酶12U/L，谷草转氨酶14.6U/L，甘油三酯1.41mmol/L，总胆固醇3.15mmol/L，低密度脂蛋白胆固醇1.6mmol/L，高密度脂蛋白胆固醇0.85mmol/L（偏低）。

病例分析

医生根据以上检查结果做出病例分析。这位高龄女性患者有长期高血压和慢性肾功能不全的情况。1个月前，她的血压开始波动性升高。虽然她有慢性肾功能不全，但考虑到她有30多年的高血压病史，医生认为她的肾损伤可能是由原发性高血压引起的。她的高血压主要表现为单纯收缩期高血压，24小时血压波动较大，多为非勺型高血压，符合老年人常见的原发性高血压特点。

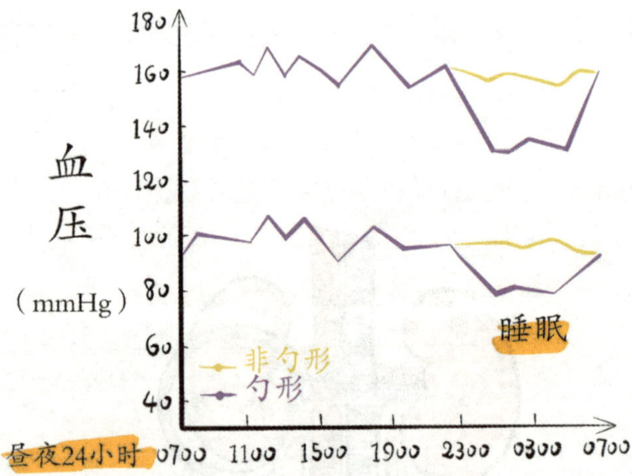

此外，患者没有出现水肿、低钾血症或阵发性血压升高等症状，这些通常与内分泌性高血压（如原发性醛固酮增多症、嗜铬细胞瘤）相关，因此不支持这种诊断。患者和家属也未报告她有夜间打鼾伴呼吸暂停或白天嗜睡的情况，这意味着可以排除因阻塞性睡眠呼吸暂停综合征引起的高血压。超声心动图检查也未发现主动脉缩窄等异常，因此不支持结构异常引起的高血压。

入院3天后，这位患者在原有的慢性肾功能不全基础上出现了急性肾损伤，医生对以下疾病进行了鉴别：

（1）Pickering综合征：这是Ⅲ型心肾综合征的一种，通常发生在双侧肾动脉粥样硬化狭窄合并高血压的患者中，表现为肾功能明显下降和反复发作的急性肺水肿。然而，患者的肾动脉超声检查未显示明显的肾动脉狭窄，双肾大小对称且未发现肾萎缩，因此排除了Pickering综合征的可能性。

（2）急性肾损伤的原因鉴别：肾前性因素：这些因素会导致有效循环血量减少，从而使肾脏的血流量不足，引发肾功能损伤。表现为肾小球滤过率下降，肾小管对尿素氮、水和钠的重吸收增加，导致血尿素氮升高、尿量减少、尿比重增高。肾性因素：主要由于肾脏本身的功能单位被破坏，导致肾功能恶化。肾后性因素：主要是由尿路梗阻引起的肾功能下降。

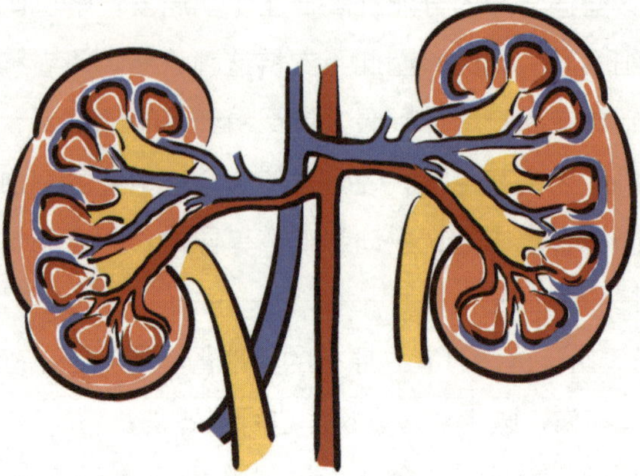

此外，患者长期服用一种叫诺欣妥的药物以预防心室重构。这种药物属于ARNI类，会同时扩张肾小球的入球和出球小动脉，从而可能降低肾小球的滤过压，这需要警惕可能导致的肾功能恶化。

这位高龄患者长期患有高血压和糖尿病。高血压和糖尿病都会导致肾脏组织缺血、缺氧，进而引发肾小球纤维化。当患者的平均血压控制在120～130/40～60mmHg时，肌酐水平急剧升高。通过调整降压方案，使血压逐渐恢复到140～150/50～60mmHg后，患者的肾功能逐渐恢复到入院时的水平。

诊断结果

综合以上分析，医生考虑王女士为肾性合并肾前性因素引起肾功能急性损伤。

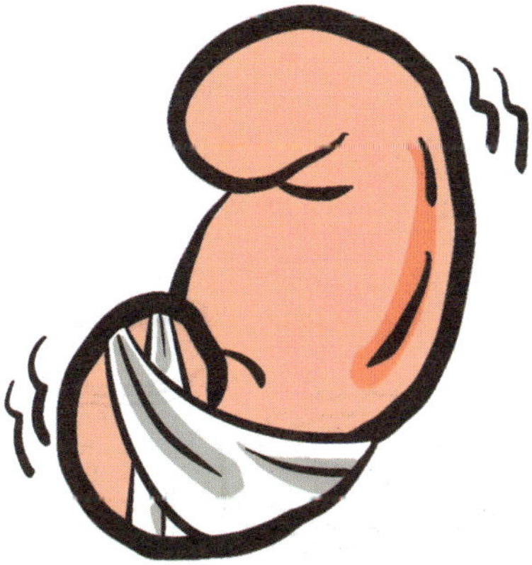

治疗方案

1. 继续治疗

继续之前的冠心病预防措施、降糖治疗。

2. 控制心率和心肌耗氧量

由于患者的基础心率较快，为了减少心脏的氧气消耗，增加了合贝爽，用于预防冠脉痉挛。

3. 调整降压方案

（1）硝苯地平控释片：每天早晚各1次（30mg）。

（2）诺欣妥：每天2次（50mg）。

（3）琥珀酸美托洛尔缓释片：每天1次（47.5mg）。

（4）地尔硫卓缓释胶囊：每天2次（90mg）。

4. 处理肌酐升高

（1）当出现急性肾损伤，为了避免诺欣妥对肾脏的损伤，停用此药。

（2）为了避免血压下降过快引起心脑肾灌注不足，将硝苯地平改为每天1次（30mg），使血压逐渐恢复到140～150/60mmHg。

5. 支持治疗

（1）针对高龄患者体弱、摄入不足的特点，间断给予补液、补钠、纠正酸中毒和营养支持。

（2）根据患者的出入量，间断使用小剂量袢利尿剂。

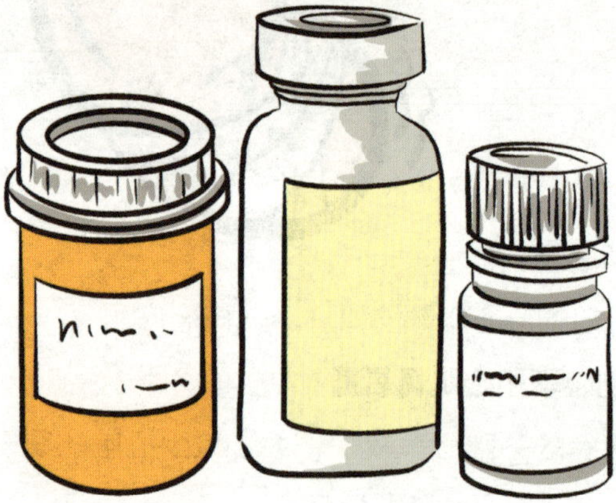

治疗结果

经过积极治疗，患者的情况有所好转。患者已不再出现心绞痛发作。血压已平稳控制在正常范围内。同时，患者的肾功能有所好转，eGFR（估计的肾小球滤过率）提高至33.26ml/min · 1.73m^2。由于病情好转，安排患者出院。

随访情况

1. 出院1个月后随访

（1）肾功能：eGFR提高至35.4ml/min · 1.73m^2（较入院时有所改善）。

（2）血压：血压测量为140/55mmHg。

（3）症状：患者无心绞痛发作，无其他不适症状。

2. 出院3个月后随访

（1）肾功能：eGFR稳定在36.1ml/min·1.73m²，表示肾功能好转。

（2）血压：血压测量为138/58mmHg。

（3）生活方式评估：患者遵循低盐饮食和定期锻炼计划，整体健康良好。

3. 出院半年后随访

（1）肾功能：eGFR维持在37.0ml/min·1.73m²，显示稳定。

（2）血压：血压测量为136/60mmHg。

（3）长期管理计划：继续当前药物方案，建议保持健康生活方式，定期随访。

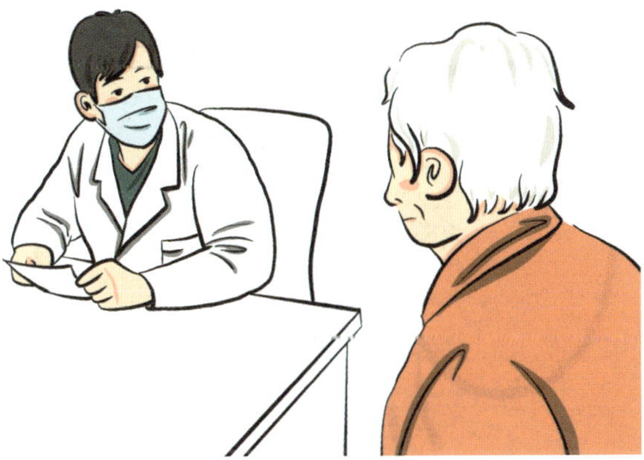

预后情况

（1）心绞痛和心血管症状：目前患者无心绞痛发作，心血管症状得到有效控制。继续保持现有药物治疗和生活方式干预，预期症状不会复发。

（2）血压控制：经过治疗，患者的血压已稳定在正常范围（136/60mmHg）。继续监测血压并按医嘱调整治疗方案，可以维持长期的血压控制，减少心血管事件的风险。

（3）肾功能：患者的eGFR维持在37.0ml/min · 1.73m^2，显示肾功能稳定且有所改善。继续定期随访和调整药物治疗，有助于进一步保护肾脏功能。

（4）长期健康管理：患者已建立良好的生活方式，包括低盐饮食和定期锻炼，这将有助于维持心血管健康和肾功能稳定。定期随访和检查将帮助及早发现和处理任何潜在问题。

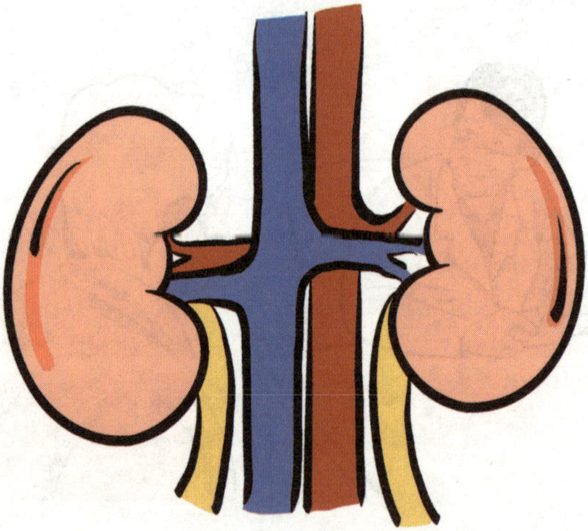

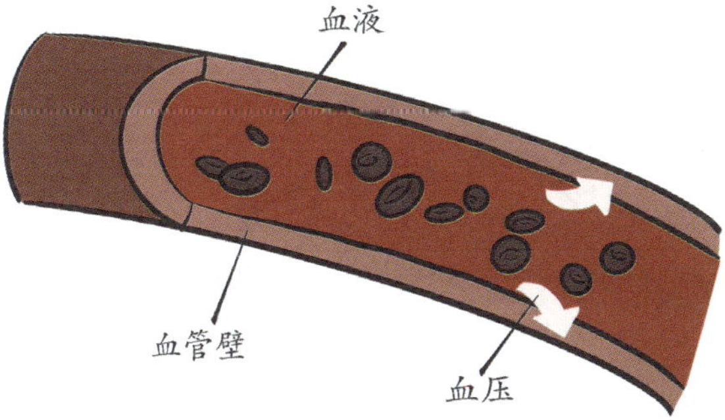

长期高血压会导致大动脉变硬，弹性下降，进而推动动脉粥样硬化的发展。这种高血压还会影响肾脏，特别是入球小动脉。糖尿病患者的肾脏问题可能更严重，可能会导致肾小球的纤维化，最终影响肾功能，使尿量减少，肌酐水平升高。高血压和慢性肾病常常同时存在，慢性肾病患者中有50%~75%也有高血压，而高血压也可能加重肾脏疾病。

老年人高血压通常表现为单纯的收缩压升高，并且经常伴随多种其他健康问题，如心脑血管疾病、肾功能不全和糖尿病。老年人的血压波动大，治疗难度也较大。根据最新的指南，65~79岁的老年人血压目标应降至150/90mmHg以下，耐受良好的可以降至140/90mmHg以下；80岁及以上的老年人目标是降至150/90mmHg以下。

最新研究显示，强化降压（将收缩压控制在120mmHg以下）对高血压患者有明显的好处，如降低死亡率和心血管事件，但也增加了急性肾损伤的风险。因此，对于高龄老年人采取强化降压策略是否能够获益需要进一步证据支持。

第四节 眼部并发症

案例一 高血压性视网膜病变病例

患者简介

孙女士56岁，是一名退休银行职员，身高165cm，体重65kg。孙女士有10年高血压病史，5天前情绪波动后，突然看东西模糊不清，休息后也没有缓解。

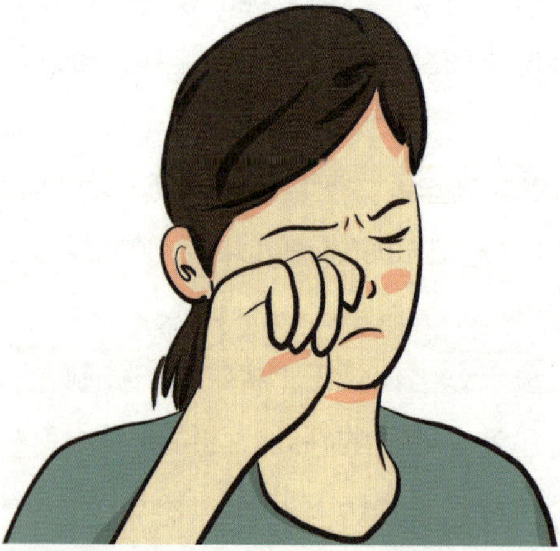

患者病史

患者主诉：右眼突发看不清东西5天。

现病史：患者5天前由于情绪波动，突然感到右眼看不清东西，休息后也没有缓解，于是来医院就诊。无发热、恶心、头晕症状。

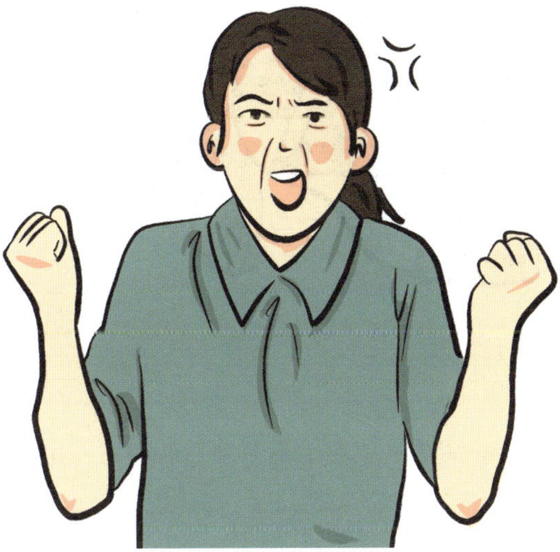

既往史：既往有高血压病史10年，口服药物控制不佳，血压在140/90mmHg～160/95mmHg之间波动。否认糖尿病史。

个人史：生于原籍，否认近期疫区及流行病区接触史，否认工业毒物及放射性物质接触史。无吸烟史、饮酒史。

家族史：父亲患高血压病。

婚育史：适龄结婚，育有1子，爱人健在。

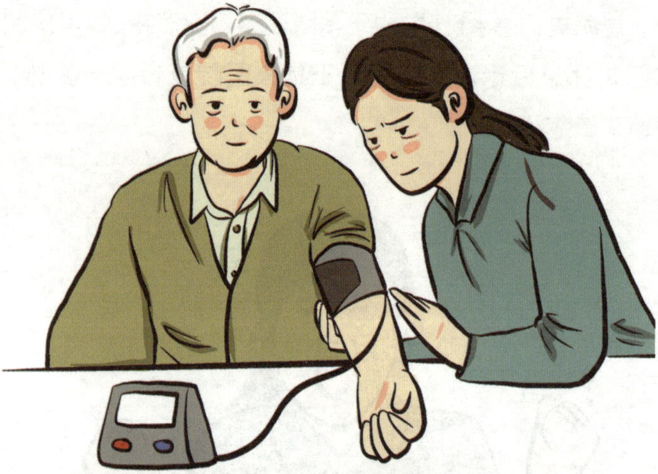

就诊情况

孙女士5天前突然发现右眼看不清东西并且不能缓解，于是在家人的陪同下到医院的眼科进行就诊。医生在了解了孙女士的情况后对她做了如下检查。

体格检查：体温36.5℃，脉搏78次/分，呼吸21次/分，血压150/92mmHg，体重指数23.9kg/m²。神志清楚，营养良好，步行入院。颈软，双肺呼吸音清，未闻及干湿性啰音，心率78次/分，心律齐，心音正常，各瓣膜听诊区未闻及病理性杂音，腹平软，无压痛，肝脾肋下未触及。

专科检查

视力检查：右眼的裸眼视力为0.12，经过矫正后达到0.2；左眼的裸眼视力为0.5，矫正后达到0.8。

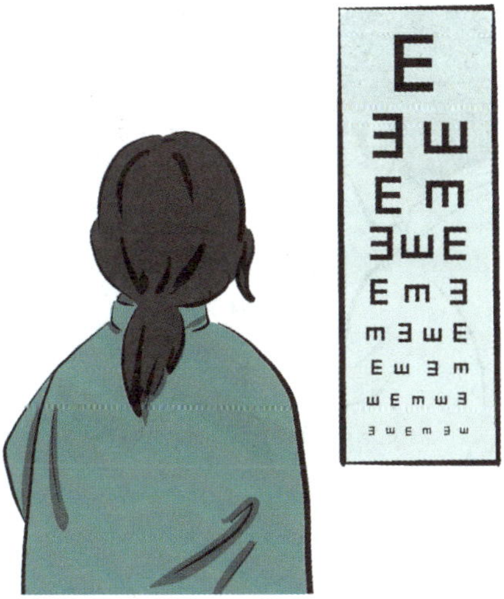

眼压检查：右眼的眼内压力为11.1mmHg，左眼的眼内压力为12.4mmHg。

角膜检查：双眼角膜透明，没有角膜后沉着物，眼内没有因炎症引起的颗粒物沉积。

房水检查：房水清澈（房水是眼内的液体，没有浑浊或其他异常现象）。

瞳孔检查：双眼瞳孔直径均为3mm，晶状体有轻度混浊。

相对性瞳孔传入障碍：右眼的相对性瞳孔传入阻滞检测呈弱阳性（这意味着右眼的视神经可能受到一定程度的损伤，光线进入右眼时，瞳孔的反应减弱）。

眼底检查：右眼视盘边界不清晰，视盘上方可以看到片状出血；视盘周围还可以看到多处微小的梗死灶和灰白色的小片状病灶。

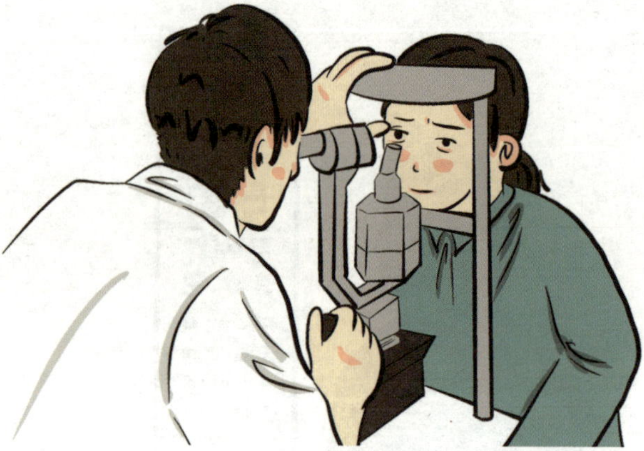

荧光素眼底血管造影（FFA）检查：右眼动脉的充盈时间明显延迟，视盘周围出现多个片状的荧光遮蔽，且这种遮蔽持续到检查的晚期。视盘周围可以看到片状的弱荧光区域，这表明可能存在血流阻塞或其他视网膜病变。

光学相干断层扫描（OCT）检查：在右眼黄斑中心凹的鼻侧（即靠近鼻子的一侧）视网膜浅层可以看到片状的强反射区域，颞侧（即靠近太阳穴的一侧）旁中心区域的视网膜内层和外层之间可以看到多个散在的带状强反射，可能代表视网膜的水肿或其他病变。

光学相干断层扫描血管成像（OCTA）检查：在右眼沿着静脉血管的走向可以看到蕨类植物样的灰白色病灶，这可能意味着局部的血流异常或血管病变。

左眼的眼底检查、荧光素眼底血管造影、光学相干断层扫描及光学相干断层扫描血管成像检查未见明显异常。

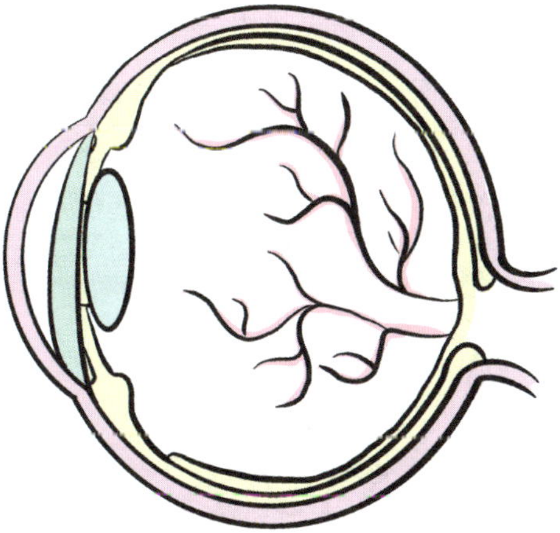

病例分析

医生根据孙女士的检查结果进行了病例分析。患者的右眼视力较差，即使经过矫正也只部分改善，而左眼视力相对较好。她的眼内压力正常，角膜清晰，没有沉积物，房水也正常。双眼瞳孔大小为3mm，但晶状体有轻度混浊。右眼的视神经反应减弱，提示可能有轻微的神经损伤。

眼底检查发现，右眼视神经的边界不清晰，上方有片状出血，视盘周围有微小的梗死灶和灰白色的病灶，表明视网膜可能存在血流问题或其他病变。进一步的荧光素眼底血管造影显示，右眼动脉充盈时间延迟，视盘周围有多个区域的血流受到阻碍，光学相干断层扫描也发现了视网膜的异常反射，这可能是由于视网膜的水肿或其他病变引起的。血管成像检查显示，右眼静脉周围有灰白色病灶，提示可能存在血管问题。

诊断结果

医生最终给出的诊断结果是右眼继发性急性黄斑旁中心中层视网膜病变（PAMM）、右眼高血压性视网膜病变。

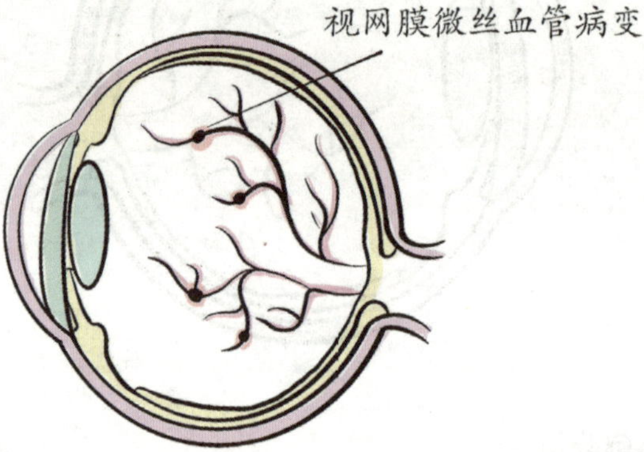

治疗方案

1. 眼部治疗

（1）眼球周围注射：给右眼进行球周注射，使用曲安奈德30mg，这是一种强效的类固醇药物，用于减轻眼部的炎症反应。同时注射小牛血清去蛋白提取物和复方血栓通，旨在改善眼部微循环，并提供神经营养支持。

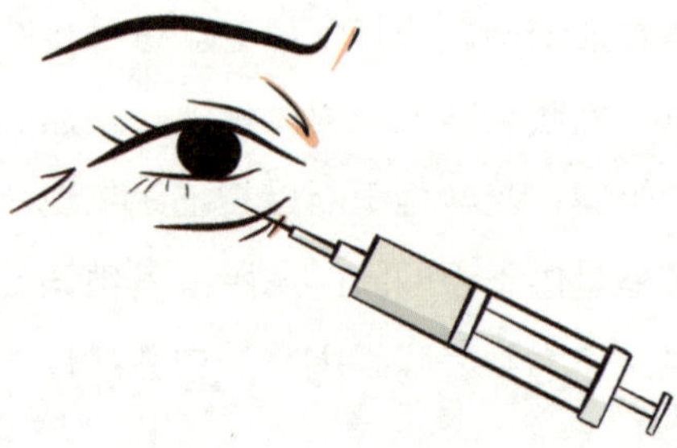

（2）口服药物治疗：口服胞磷胆碱钠片和甲钴胺片，以进一步保护神经和改善视力。这些药物有助于修复受损的神经组织，并支持神经功能恢复。

2. 高血压的治疗

（1）药物调整：针对患者血压控制不佳的情况，在现有治疗方案基础上，调整或增加降压药物，例如联合使用血管紧张素受体阻滞剂、钙通道阻滞剂或利尿剂，以帮助将血压控制在正常范围内。

（2）生活方式调整

饮食控制：建议患者减少盐分摄入，选择低盐饮食，增加富含钾和镁的食物，如水果、蔬菜和全谷物。

情绪管理：建议患者采用放松技巧，如深呼吸、瑜伽或冥想，以缓解压力，避免情绪波动导致血压升高。

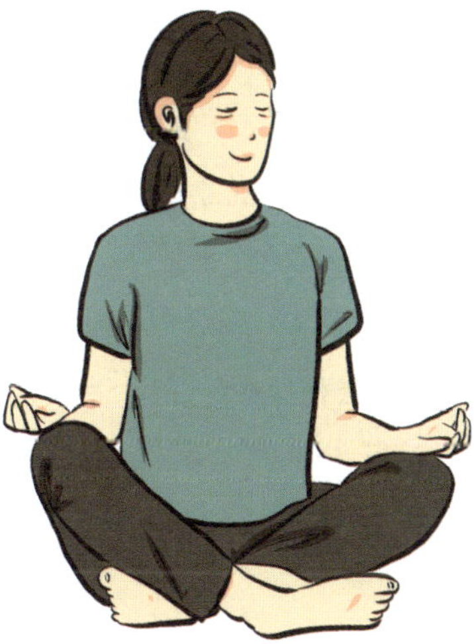

血压监测：患者应在家中定期监测血压，记录每日血压变化，并与医生保持沟通，以便根据需要调整治疗方案。

3. 综合管理

定期随访：建议患者定期复查眼部情况和血压，必要时调整治疗方案。

心理支持：考虑到情绪波动可能对病情的影响，建议患者接受适当的心理支持或咨询，以帮助更好地应对压力和情绪问题。

随访情况

1.初诊两周后复查

患者右眼视力提高至0.6。再次接受了右眼球周注射曲安奈德30mg的治疗，并继续口服羟苯磺酸钙胶囊、胞磷胆碱钠片和甲钴胺片。患者遵医嘱规律用药。

2.初诊1个半月后复查

1个月后，患者再次复查时，右眼裸眼视力稳定在0.6。眼底检查结果显示，视网膜和视盘情况大致正常，没有发现新的异常病灶。进一步的OCTA检查显示，之前沿着右眼静脉血管走向的蕨类植物样灰白色病灶已经消失。OCT检查结果也表明，右眼先前的带状强反射已完全消失，表明视网膜状况有了明显改善。

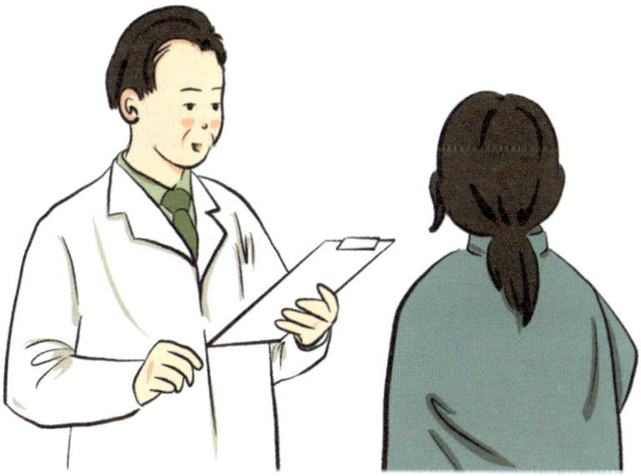

预后情况

在继续遵循治疗方案的情况下，预计患者的视力将保持在现有水平，视力进一步改善的可能性较小，但目前的视力水平足以满足日常生活需求。若继续规律用药并定期随访，患者的眼部病变有望维持稳定，减少未来复发的风险。同时，患者需继续关注血压管理，维持健康的生活方式，以预防高血压引发的眼部问题。定期进行眼部检查，以便及早发现任何潜在的复发或新问题。

讨论

本例患者56岁，伴有高血压病史和急性高血压发作史，影像诊断符合双眼高血压性视网膜病变；FFA可见后极部沿血管走形多个深层弱荧光病灶，OCT可见黄斑旁内丛状层与外丛状层之间多个带状强反射，OCTA可见黄斑区视网膜中层沿静脉血管走形蕨类植物样的灰白色病灶，这些影像表现符合继发性PAMM的诊断。

对于继发性PAMM，治疗方式在于控制原发病。本例患者原发病为高血压，PAMM是因中层视网膜急性缺血、缺氧造成。因此医生在控制原发病的基础上试行糖皮质激素治疗，患者视力明显提高。医生分析这可能是因为曲安奈德激活黄斑区视网膜神经上皮层中有关糖皮质受体，同时减轻病损区域的炎症反应，减轻病变区缺氧损伤及缺血再灌注损伤，从而促使视力提高。

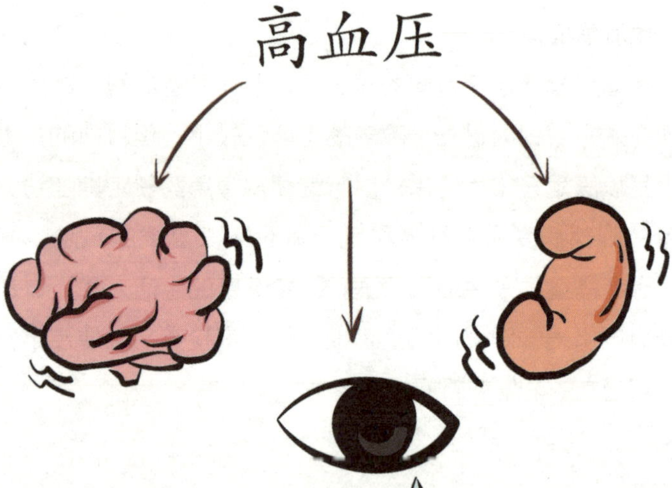

第四章 特殊人群高血压病例

第一节 青少年高血压

案例一 青少年继发性高血压病例

患者简介

小韩是一个正在上高中的男生，年龄15岁，身高176cm，体重70kg。他由于近半年经常感到头痛，近1个月头痛加重而入院就医。

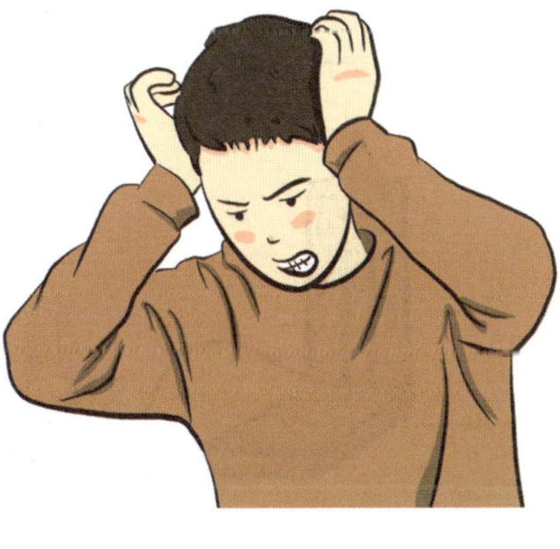

患者病史

患者主诉：过去半年中，患者经常感到头晕和头痛，尤其是最近1个月，头痛变得更加严重。

现病史：半年前，小韩第1次出现这些症状时，去了当地医院，当时测得右臂血压为180/100mmHg，心率为80次/分钟。医生给他开了药物治疗，包括硝苯地平30mg每天1次，以及吲达帕胺2.5mg每天1次。治疗后，血压降到了130/80mmHg左右，症状也随之消失。然而，过了1周，他的头晕和头痛又复发了，血压再次升高到170/100mmHg。医生加大了硝苯地平的剂量，改为每天2次，每次30mg，血压又降到了130/80mmHg左右，但效果不持久。此后，他的头晕和头痛症状反复出现。最近1个月，即使他按时服用降压药，但症状明显比之前更严重，持续时间也更长。他自己测量的血压波动在160~180/90~100mmHg之间。

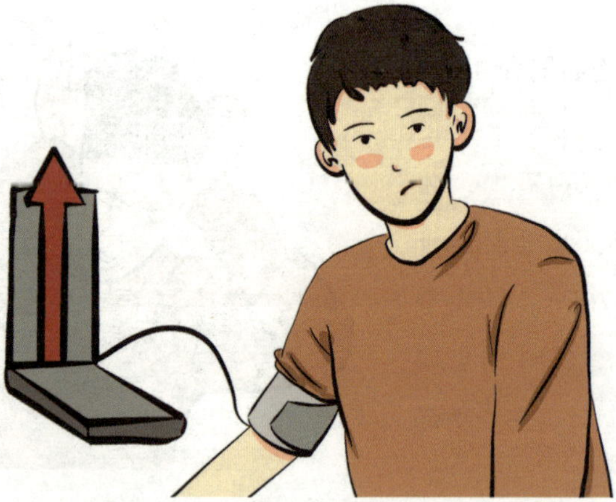

既往史：既往没有外伤或精神压力的病史。

个人史：平时正常饮食，无吸烟饮酒史。

家族史：家族中没有高血压的病史。

就诊情况

小韩由于近半个月感到头痛加重，所以由父母陪同到医院就诊。医生详细询问了他的病史以及血压情况，之后为他做了以下检查。

体格检查：他的血压在不同的身体部位测量结果不同。右臂的血压是170/90mmHg，左臂是162/90mmHg，而右腿和左腿的血压则明显较低，分别是88/56mmHg和90/58mmHg。医生检查发现他的心脏稍微偏向左侧，心率为80次/分钟。在胸骨左边的2~3根肋骨之间，可以听到一种喷射样的杂音，并且这种声音还能传导到背部。除此之外，他的其余部位均正常，无明显病理表现。

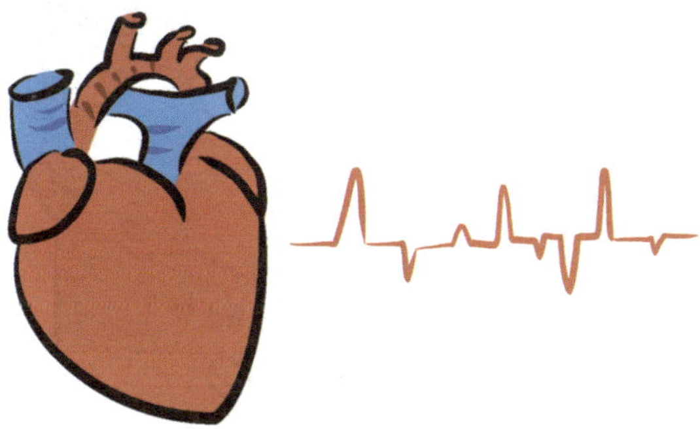

专科检查

心电图：左室高电压（肢导联5mm/mV，心前区导联2.5mm/mV）。

心动超声：检查显示他的左心室增大，具体尺寸在舒张末期是56mm，收缩末期是33mm。此外，还发现降主动脉的后段有异常的高血流信号。

24小时动态血压：监测显示，他的夜间血压没有像正常情况那样显著下降，而是相对较浅。早晨起床时，血压明显升高，平均血压为162/78mmHg。

胸主动脉CTA：提示主动脉缩窄。

双肾灌注显像：提示双侧肾小球滤过率轻度降低。

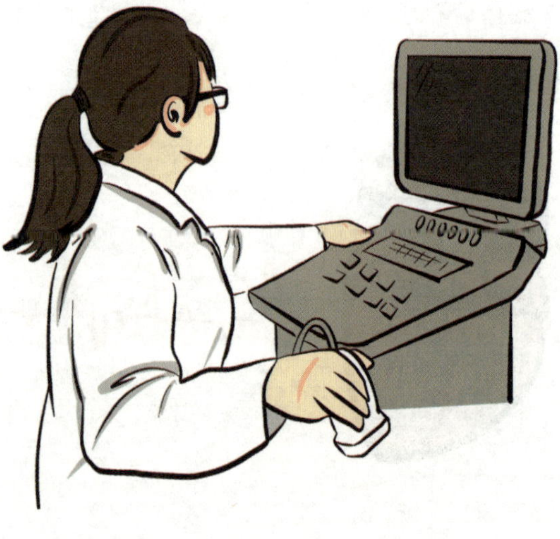

病例分析

医生根据以上检查结果进行了病例分析。这名青少年男孩的血压突然升高，使用多种降压药物后效果不佳，心脏和肾脏已经出现了损伤，而且进展很快。这种情况首先让医生怀疑他可能是由于其他原因引起的继发性高血压。体检时，发现他上肢的血压明显高于下肢，并且在胸骨左边2~3根肋骨之间能听到一种喷射样的杂音，声音还能传导到背部，这提示可能是主动脉缩窄导致的高血压。

医生随后进行了胸主动脉CT检查，结果显示他的主动脉血管腔相对均匀，但在降主动脉的位置有一处向心性狭窄，边缘光滑。其他重要动脉，包括头臂动脉、腹部动脉、肾血管和肺动脉都没有受累，也没有明显的扩张性改变，这符合先天性主动脉缩窄的表现。

虽然主动脉缩窄通常是先天性的，但也有可能是继发于其他疾病。因此，医生需要排除大动脉炎的可能性。大动脉炎通常会导致多组动脉受损，并且伴有炎症反应。医生进行了相关检查，包括炎性指标、风湿三项、结缔组织全套、免疫八项、自身抗体谱、抗心磷脂抗体等，结果都是阴性。此外，四肢和颈部的血管超声检查也没有发现异常。因此，初步判断是先天性主动脉缩窄引起的继发性高血压。

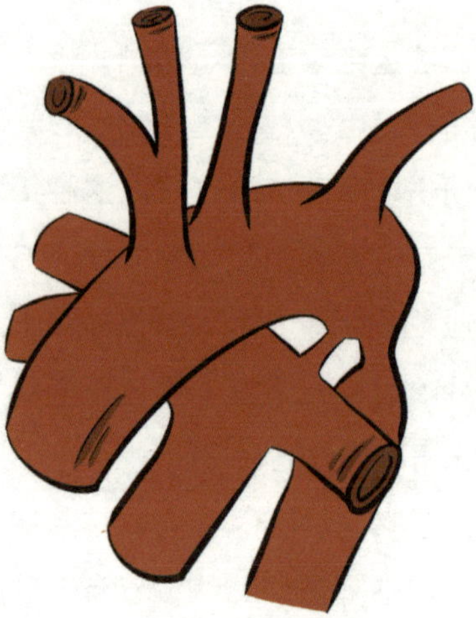

诊断结果

根据以上的病例分析，医生最终给小韩做出的诊断结果是先天性主动脉缩窄所致继发性高血压。

治疗方案

1. 药物降压治疗

硝苯地平：每次30mg，每天2次，用于降低血压。吲达帕胺：每天2.5mg，作为辅助降压药物。硝普钠：3μg/（kg·min）静脉滴注，用于紧急控制血压。经过治疗后，患者血压下降至130/80mmHg左右。

2. 手术治疗

由于考虑到先天性主动脉缩窄，医生决定为患者进行经皮主动脉成形术。在手术中，对患者降主动脉进行了球囊扩张，并成功植入了一枚覆膜支架，以缓解主动脉的狭窄。

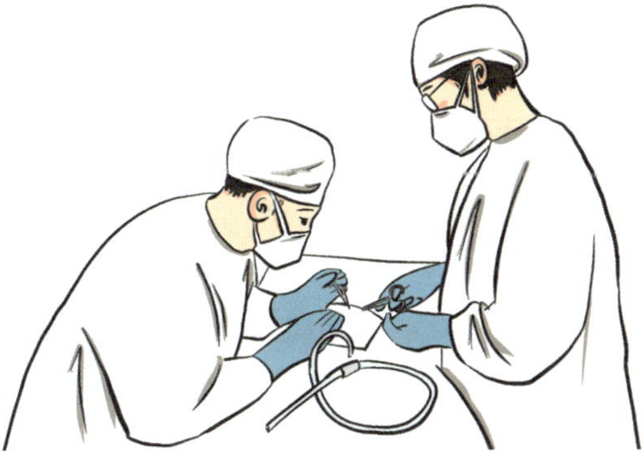

随访情况

1.第1次随访（术后1个月）

（1）血压控制：术后1个月，患者停用降压药物，血压稳定在120/70mmHg左右，四肢血压对称。

（2）症状评估：患者头晕和头痛等症状显著减轻，体力恢复良好。没有新的症状出现。

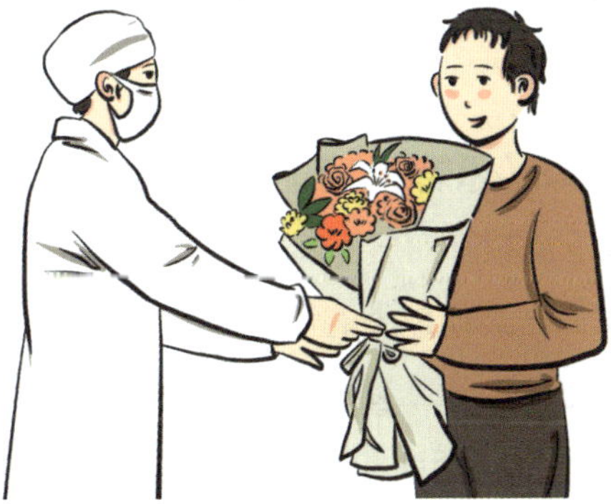

（3）影像学检查：进行术后检查，包括胸部X光和超声心动图，结果显示主动脉支架位置良好，主动脉通畅，没有出现明显的狭窄或支架移位。

（4）实验室检查：实验室检查显示肾功能正常，未见异常电解质水平，炎症指标正常。

（5）随访计划：继续监测血压，定期复查心脏和血管情况。指导患者保持健康的生活方式，包括低盐饮食和规律运动。

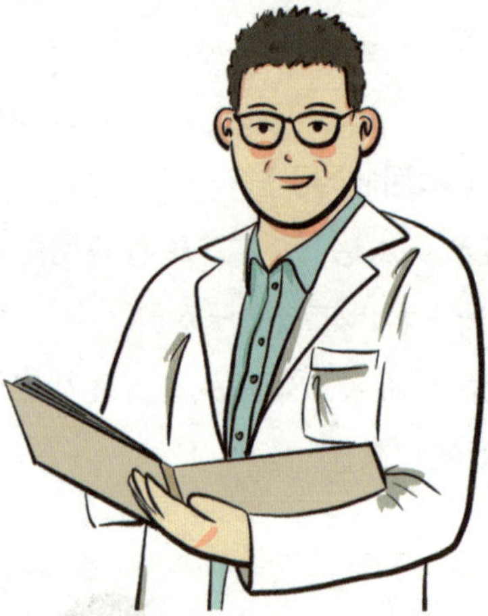

2.第2次随访（术后3个月）

（1）血压控制：血压保持在120/70mmHg，控制稳定。患者没有出现血压波动过大的情况。

（2）症状评估：患者报告头晕和头痛的症状进一步改善，能正常进行日常活动和运动，没有新的不适感。

（3）随访计划：建议患者定期进行运动，保持健康饮食，并定期复查以确保长期效果。

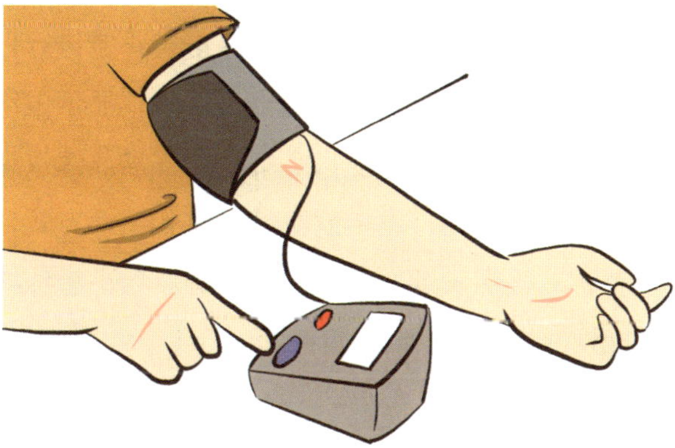

3.第3次随访（术后半年）

（1）血压控制：患者血压稳定在120/70mmHg，保持在理想范围内。无明显波动，血压控制良好。

（2）症状评估：头晕和头痛完全消失，患者整体健康状况良好，能完全参与日常活动和运动。

（3）影像学检查：进行半年的复查，包括胸部CT和超声心动图，结果显示主动脉支架位置稳定，主动脉通畅，未见狭窄复发或其他异常情况。心脏功能正常。

（4）随访计划：建议继续定期复查，保持健康的生活方式和饮食习惯。继续服用降压药物，并定期进行血压和心脏功能检查，确保长期效果和健康维护。

预后情况

患者在经过主动脉缩窄的经皮成形术后，整体预后良好。术后1个月、3个月和6个月的随访显示，血压稳定在120/70mmHg左右，症状显著改善，患者能够正常进行日常活动和运动。影像学检查和实验室结果均正常，显示主动脉支架位置良好，通畅无狭窄复发，心脏功能正常。建议患者继续按医嘱服用降压药物，维持健康的饮食和生活方式，并定期进行复查，以确保长期效果和健康管理。若患者保持这些措施，长期预后良好，复发风险低。

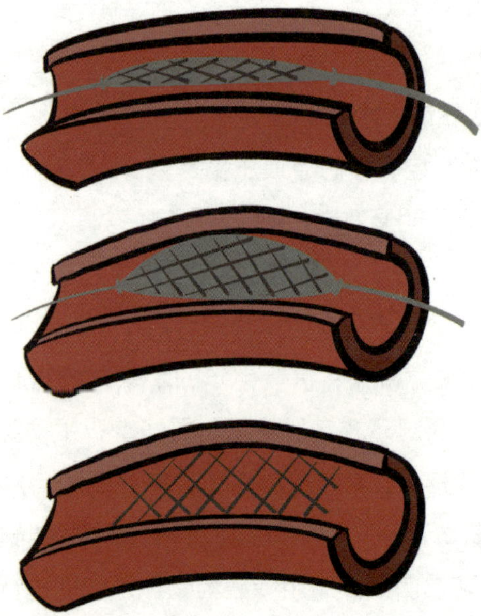

讨论

该患者为一名青少年男性，患有半年高血压病史。近期血压急剧升高且波动较大，多种降压药物联合治疗效果不佳，并伴随心脏和肾脏损害进展迅速，因此首先考虑继发性高血压的可能性。体检发现患者上肢血压明显高于下肢，同时在胸骨左缘2~3肋间听到3/6级喷射样杂音，并向背部传导，提示可能为主动脉缩窄所致的继发性高血压。进一步的主动脉CTA检查证实了主动脉缩窄的存在。虽然主动脉缩窄可能由多发性大动脉炎或先天性主动脉缩窄引起，但该患者的炎症指标均为阴性，且病变部位局限，较可能为先天性主动脉缩窄。先天性主动脉缩窄通常伴随其他先天性缺陷，如室间隔缺损或动脉导管未闭，但该患者没有这些表现。虽然经胸超声是筛查该病的传统手段，但随着CTA技术的发展，CTA已成为诊断主动脉缩窄的主要工具。在诊治过程中，明确区分是继发性主动脉缩窄还是先天性主动脉缩窄非常重要，因为它们的临床表现非常相似。先天性主动脉缩窄与大动脉炎导致的胸降主动脉狭窄难以区别，大动脉炎通常涉及较长的狭窄段和多个血管，如肾动脉和头臂动脉。

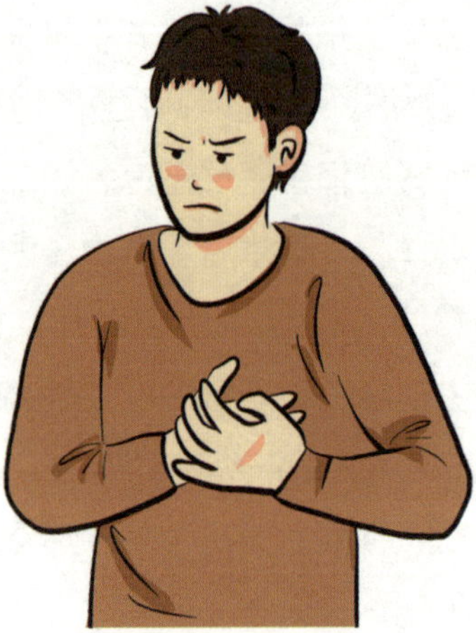

先天性主动脉缩窄在所有先天性心脏病中发病率排名第六，曾被认为是一种简单且可治愈的心脏病。然而，研究发现，即使解除了解剖学上的缩窄，患者仍然面临复发和死亡的风险。与传统外科手术对比，球囊成形术后约35%的患者会继发主动脉扩张性疾病。因此，提供从发现至死亡的全病程优化管理策略已成为治疗该病的前沿思路。

先天性主动脉缩窄的治疗方法主要包括外科切开端-端吻合术和经皮球囊血管成形术。对于狭窄病变段较长的患者，可能需要进行人工血管旁路移植术。手术的最佳时机是在10~20岁。10岁以下患者因主动脉尚在发育中，术后生长可能导致移植血管再狭窄；30岁以上患者血管弹性下降，手术难度增加。无论是外科手术还是介入手术，都能有效改善患者的预后。

案例二
青少年原发性高血压病例

患者简介

小赵是一个17岁的女高中生，身高165cm，体重85kg。小赵的妈妈发现其每晚打呼噜，到儿童医院检查，发现血压高，为求进一步治疗转诊至高血压科。

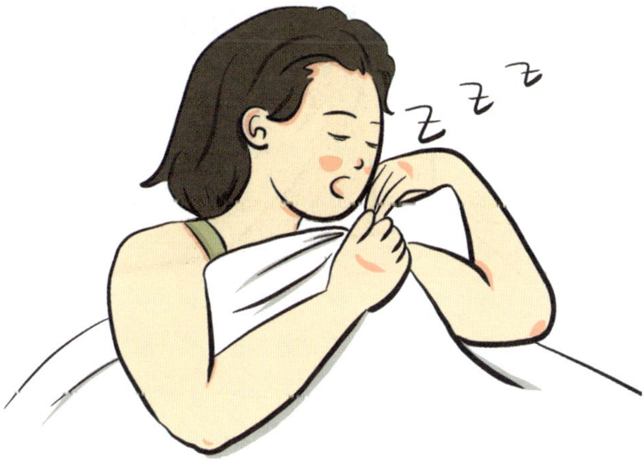

患者病史

患者主诉：患者自诉没有任何症状，患者母亲发现患者睡觉时存在打鼾症状。患者在家中曾自测血压高达152/102mmHg。

现病史：患者自幼体健，目前除了其母亲所述的打鼾症状，没有其他症状表现。

既往史：患者出生史正常，唯一的手术史是9年前曾行扁桃体切除术。

个人史：患者没有吸烟饮酒史。患者除了每周2天体育课以外，不参加其他任何常规体育活动。

家族史：有高血压病和2型糖尿病家族史。

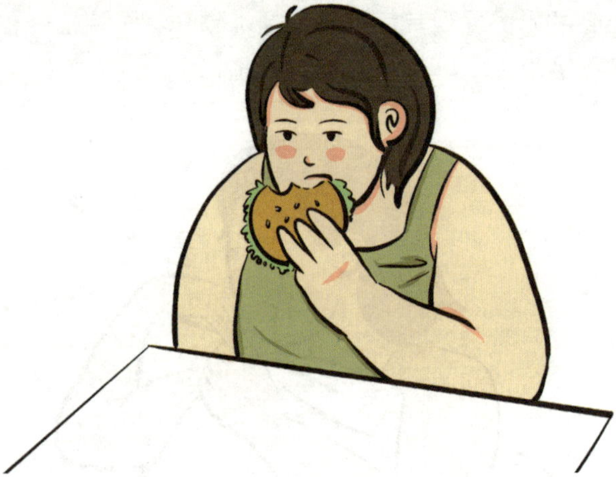

就诊情况

小赵的母亲近期发现小赵睡觉时一直存在打鼾的症状，并且体型较肥胖。之前小赵的母亲在家中曾给小赵测量血压发现她的血压为152/102mmHg，她担心小赵可能患有高血压，所以带小赵到医院的儿科进行就诊。儿科医生在初步检查后没有发现小赵有任何高血压表现，所以建议其到高血压门诊进一步检查。高血压门诊的医生在了解情况后，对小赵进行了以下检查。

体格检查：患者神志清，颈静脉无怒张，双肺呼吸音清，未闻及明显干湿啰音，呼吸频率21次/分；心率75次/分，律齐，心音正常，各瓣膜听诊区未闻病理性杂音及心包摩擦音，双下肢无浮肿。体重83.1kg，BMI31.1kg/m²。通过自动血压计（使用成人袖带）测量的右上臂血压值为136/96mmHg，通过水银血压计听诊器（使用成人袖带）测量的右上臂血压值为134/84mmHg，通过自动血压计测量的右下肢血压值为169/98mmHg。

实验室检查：电解质、血清肌酐和尿素氮水平正常。血脂检查显示低密度脂蛋白胆固醇（LDL-C）和甘油三酯（TG）水平升高，高密度脂蛋白胆固醇（HDL-C）水平降低。尿液分析：结果正常。

动态血压：平均清醒血压为156/101mmHg，平均睡眠血压为131/77mmHg，血压负荷（血压数值>阈值的百分比）是81%～100%。收缩压和舒张压的夜间血压下降正常（分别为16%和24%）。

多导睡眠图：结果正常。

超声心动图：结果显示轻度左心室肥大，心功能正常。

肾脏超声：结果正常。

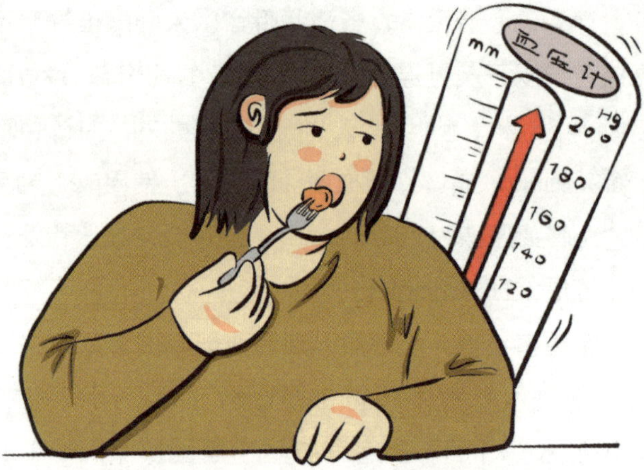

病例分析

医生根据患者以上的检查结果进行了病例分析。根据动态血压监测结果，患者的清醒平均血压为156/101mmHg，夜间平均血压为131/77mmHg，血压负荷高达81%~100%，显示患者处于较为严重的动态高血压状态。同时，实验室检查显示患者的低密度脂蛋白胆固醇（LDL-C）及甘油三酯（TG）水平升高，而高密度脂蛋白胆固醇（HDL-C）水平较低，提示血脂异常，这与高血压和肥胖密切相关。

患者的肥胖（BMI≥95百分位）和体力活动不足均是重要的高血压危险因素。儿童肥胖与高血压有密切的关联，且该患者运动量少，每周仅有2天体育课，没有其他体育活动。增加体力活动是儿童期高血压治疗的基础，肥胖和体力活动不足都需要尽早干预。

患者母亲报告的夜间打鼾症状提示可能存在阻塞性睡眠呼吸暂停（OSA），而OSA与成人及儿童高血压均有关联。因此，进一步的睡眠研究和OSA评估可能是合理的。

患者超声心动图显示轻度左心室肥大，表明高血压对心脏结构已产生一定影响。下肢血压高于上肢，排除了主动脉缩窄的可能性。

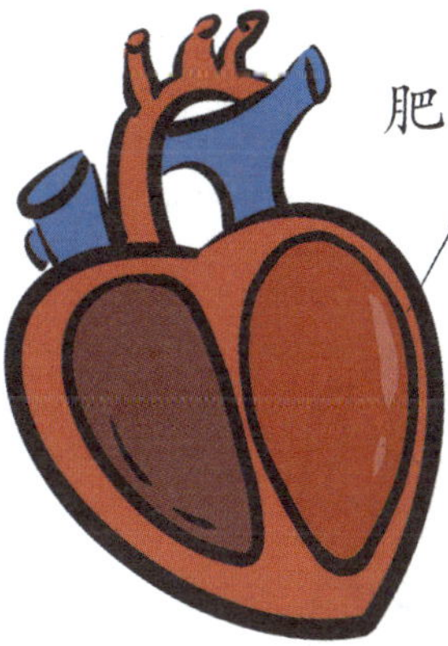

诊断结果

医生根据以上的病例分析，对小赵做出的诊断为青少年高血压，而且由于血压负荷均>50%，她将被归类为严重的动态高血压。

治疗方案

1. 生活方式干预

（1）饮食调整：建议遵循DASH（Dietary Approaches to Stop Hypertension）饮食，即减少盐分摄入（每日不超过2g钠，约5g食盐）、增加水果、蔬菜、全谷类、低脂乳制品和富含钾、钙、镁的食物摄入。

控制总热量摄入，减少高脂、高糖、高盐食物。每日总热量应根据患者的理想体重和活动量进行计算，以达到逐步减重的目标（每周0.5～1kg的减重目标）。

避免含糖饮料及高热量零食，增加膳食纤维摄入（如全谷物、豆类等）。

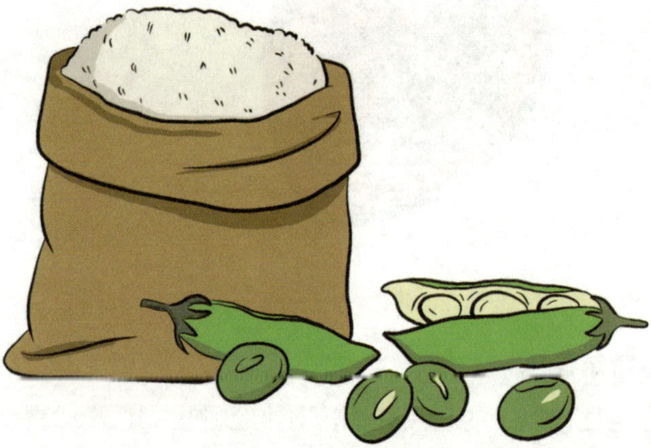

（2）增加体力活动：每天至少进行60分钟的中等强度有氧运动，如快走、慢跑、游泳、骑自行车等，结合每周至少3天的力量训练（如使用弹力带、体重训练）。

逐步培养运动习惯，减少久坐时间，并建议其参与课外活动或运动类社团，增加体育活动的多样性和趣味性。

（3）体重管理：建立减重目标，将BMI逐步控制在24kg/m²以下。通过饮食和运动的综合管理，初步目标是体重减轻5%~10%。

定期跟踪体重和BMI变化，设置每月体重检查，评估生活方式干预效果。

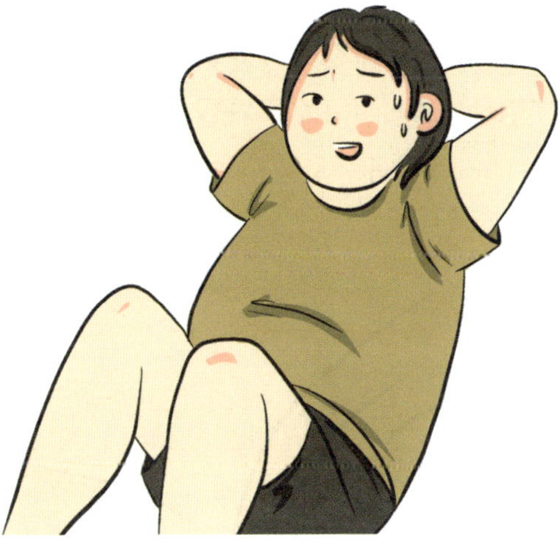

2. 药物治疗

（1）降压药物选择：根据指南，对高血压儿童推荐的一线药物包括除了β受体阻断剂之外所有种类的降压药，建议选择以下药物类别中的一种或多种进行联合治疗。

钙通道阻滞剂（如氨氯地平）：适用于肥胖、高血压患者，能够有效降低血压。

血管紧张素转换酶抑制剂（ACEI，如贝那普利）或血管紧张素II受体拮抗剂（ARB，如缬沙坦）：这些药物对于肥胖相关高血压、左心室肥大有较好的疗效，且对肾脏有保护作用。

初始剂量应较低，并逐渐增加至有效控制血压的剂量，目标是将血压控制在130/80mmHg以下。同时，定期监测血压反应及不良反应，如出现低血压、肾功能恶化等，应及时调整药物剂量。

（2）调脂药物：若血脂异常持续，且生活方式干预效果不佳，考虑使用他汀类药物（如阿托伐他汀）以降低低密度脂蛋白胆固醇（LDL-C）水平，防止心血管疾病进一步发展。

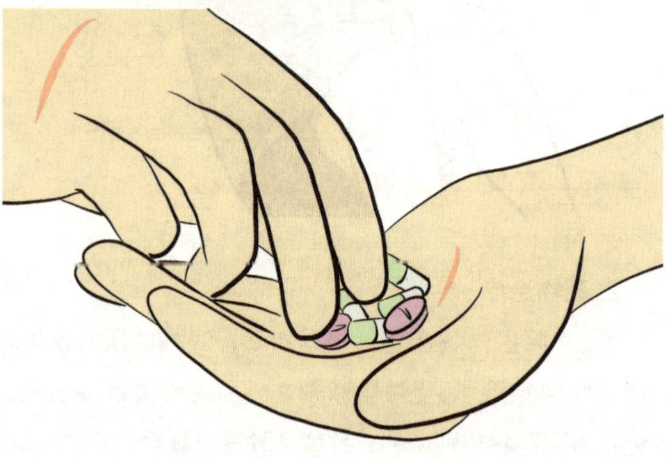

3. 睡眠呼吸暂停综合征（OSA）的评估与治疗

（1）多导睡眠图（PSG）复查：初步评估提示患者可能存在阻塞性睡眠呼吸暂停（OSA），应进行进一步的多导睡眠图监测，以明确是否需要干预治疗。

（2）持续气道正压通气治疗（CPAP）：如确诊OSA且症状严重，考虑为患者进行CPAP治疗，以改善打鼾、白天嗜睡及夜间低氧血症，同时减轻高血压症状。

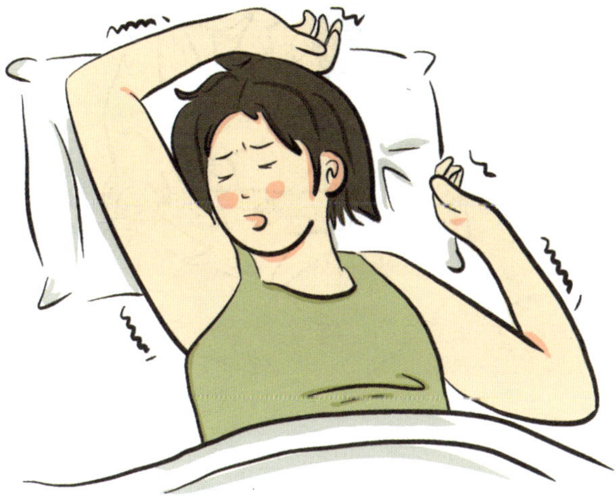

4. 定期随访

每3个月进行1次全面体检，评估患者血压、体重、BMI、生活方式改变及药物治疗效果。每年进行心脏超声检查，评估左心室肥大的进展情况。定期监测血脂、血糖及肾功能，尤其是药物治疗期间需要特别关注这些指标的变化。

5. 心理支持

对患者进行心理支持，帮助其适应生活方式的改变和药物治疗，尤其在减重过程中，可能遇到的心理压力和挑战。如有必要，建议心理咨询以提高患者对生活方式改变和健康管理的依从性。

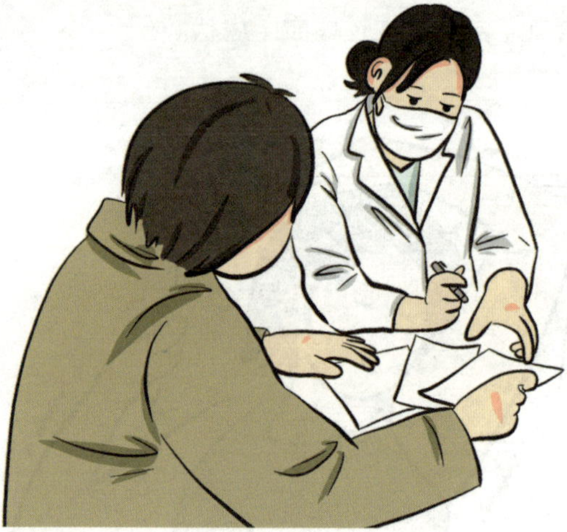

随访情况

1.首次随访（第1个月）

（1）血压监测：患者在家中每日早晚自行监测血压，平均血压为140/88mmHg，较初诊时有所下降。诊室血压测量结果为138/86mmHg。动态血压监测显示，清醒时平均血压为140/89mmHg，夜间平均血压为125/76mmHg，血压负荷已降至50%。

（2）体重变化：患者体重从85kg降至82kg，BMI从31.1kg/m²降至30.1kg/m²，初步达到了减重目标。患者表示在饮食控制方面较为自觉，减少了高盐和高脂肪食物的摄入。

（3）生活方式改变：患者每天进行快走和慢跑等中等强度运动，每次持续45分钟，周末增加运动量。体育活动已逐渐成为习惯。

（4）药物依从性：患者依从降压药物（氨氯地平5mg每天1次）的治疗，未出现明显不良反应。患者未出现头晕、心悸等症状。

（5）睡眠状况：打鼾症状有所减轻，母亲报告夜间呼吸暂停次数减少，患者白天精神状态有所改善。等待进一步的多导睡眠图检查结果。

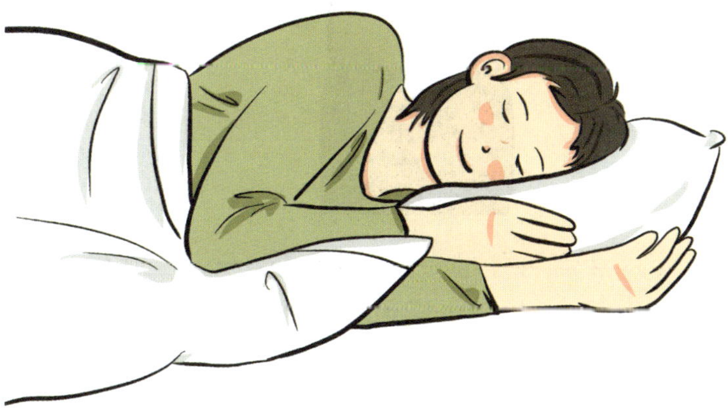

2.第2次随访（第3个月）

（1）血压监测：患者平均每日血压为130/82mmHg，诊室血压为128/80mmHg，动态血压监测显示清醒时平均血压为132/81mmHg，夜间平均血压为120/72mmHg，血压负荷降至30%～40%，基本控制在正常范围内。

（2）体重变化：患者体重降至77kg，BMI降至28.3kg/m²，体重持续下降，体脂率有所改善。饮食方面，患者进一步减少了高热量食物摄入，遵循DASH饮食计划。

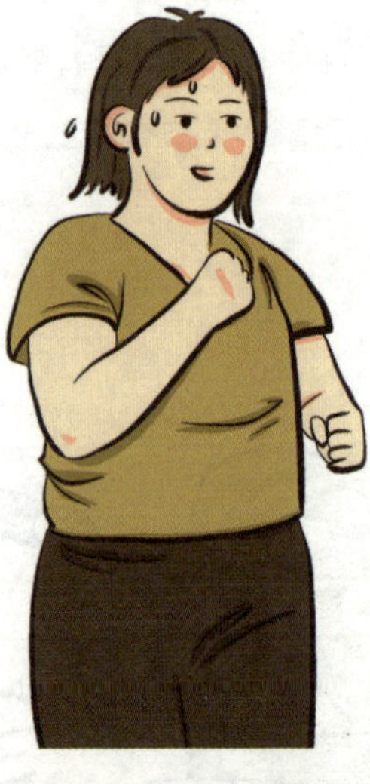

（3）生活方式改变：患者每天进行60分钟的运动，包括慢跑、游泳等，运动频率增加，每周有5天能达到运动目标。

（4）药物治疗：由于血压控制良好，医生决定维持原有氨氯地平5mg治疗，并未增加其他药物。患者报告无明显副作用。

（5）睡眠状况：多导睡眠图结果显示轻度阻塞性睡眠呼吸暂停，医生建议继续观察，并保持现有生活方式干预。患者打鼾进一步减轻，白天精神状态良好。

（6）实验室检查：血脂检查显示LDL-C降至3.5mmol/L，TG降至1.8mmol/L，HDL-C升至1.2mmol/L，血脂状况明显改善。肾功能、血糖均在正常范围内，无其他异常指标。

3.第6个月随访

（1）血压监测：患者每日平均血压为125/78mmHg，诊室血压为122/76mmHg，动态血压监测显示清醒时平均血压为124/76mmHg，夜间平均血压为115/70mmHg，血压负荷仅为10%～20%，血压已稳定在正常范围。

（2）体重变化：患者体重降至72kg，BMI降至26.4kg/m^2，体重继续下降，已接近理想体重。患者表示已适应新的饮食和运动习惯。

（3）生活方式改变：患者每天保持60分钟的运动，已经形成稳定的运动习惯。她参与了校内的运动社团，运动种类更加丰富，包括羽毛球和瑜伽。

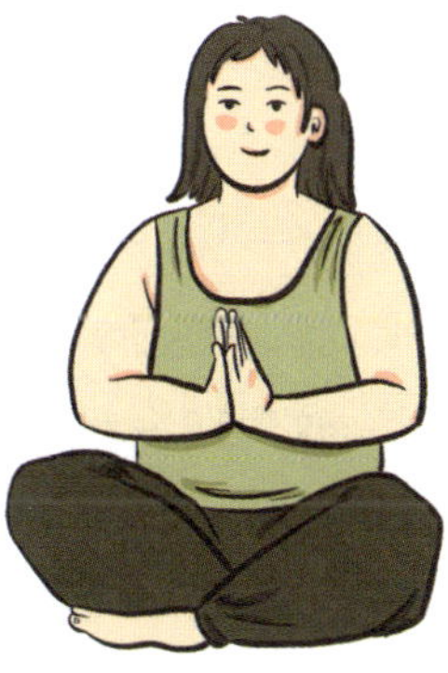

（4）药物治疗：考虑到患者血压稳定良好，医生建议逐渐减少药物剂量，将氨氯地平减量至2.5mg每天1次，并计划在下次随访时考虑停药观察。

（5）睡眠状况：患者打鼾症状明显改善，母亲表示夜间几乎听不到打呼噜的声音。白天精神状态极佳，未有嗜睡或疲劳表现。

（6）实验室检查：LDL-C降至3.0mmol/L，TG降至1.5mmol/L，HDL-C升至1.3mmol/L，血脂进一步改善。超声心动图显示左心室肥大有所缓解，心功能正常。肾功能、血糖仍保持正常。

预后情况

患者通过6个月的综合治疗，血压稳定控制在正常范围，体重显著减轻，BMI接近理想水平。左心室肥大有所改善，血脂恢复正常。生活方式的改变（饮食和运动）使得患者的整体健康状况大幅改善，打鼾和睡眠呼吸暂停症状明显缓解。考虑到患者的良好依从性和持续改善，预后良好，预计长期控制高血压的风险较低，并能有效预防未来的心血管并发症。

讨论

青少年高血压近年来发病率逐渐升高，尤其是肥胖和不良生活习惯的青少年群体。这个17岁女患者的病例反映了与肥胖相关的高血压问题。她的血压在初诊时已达到2期高血压的标准，且伴有睡眠打鼾的症状，提示可能存在阻塞性睡眠呼吸暂停，这也是高血压的潜在风险因素之一。

肥胖是青少年高血压的主要危险因素之一，患者的BMI显著超标。肥胖与体重超重不仅直接影响血压，还与高血脂、胰岛素抵抗等代谢紊乱密切相关。患者在治疗中通过饮食控制和运动显著减重，BMI从31.1kg/m²降至26.4kg/m²，随之血压也显著下降，表明减重对控制高血压有明显效果。

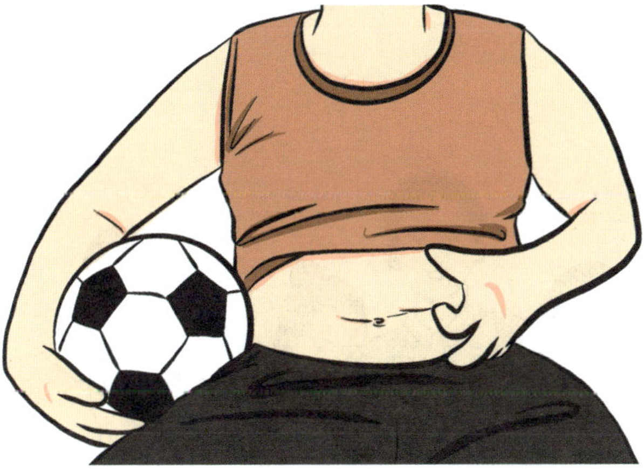

该病例还表明，早期的血压干预对青少年患者尤为重要。通过药物治疗（如氨氯地平）结合生活方式改变，患者的血压得以有效控制。虽然该患者表现出动态高血压负荷较高的情况，但在规范治疗下，血压逐渐恢复正常，动态血压负荷也显著下降。这提示青少年高血压患者应进行动态血压监测，以更全面评估血压情况，尤其是在诊室血压与实际血压存在差异的情况下。

此外，该病例的血脂水平初期升高，但在控制体重和饮食后得到改善，这进一步强调了生活方式干预在高血压管理中的重要性。对于青少年高血压患者，除药物治疗外，运动和健康饮食习惯的养成是长远控制高血压和预防心血管并发症的关键。

总之，青少年高血压的管理不仅需要药物干预，还应通过生活方式的改变来进行全面的健康管理。早期识别和治疗高血压，可以显著减少未来成年期心血管疾病的发生风险，因此，对肥胖和高血压的青少年群体进行早期筛查和综合治疗非常必要。

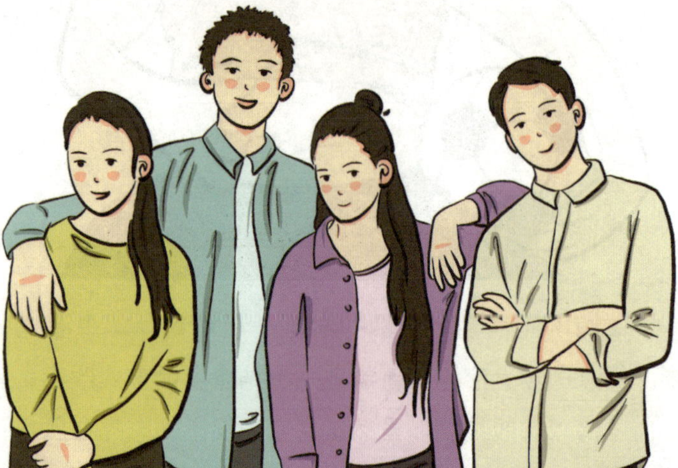

第二节 妊娠期高血压

案例一 一位高龄孕妇的妊娠期高血压病例

患者简介

于女士是一名会计，年龄40岁，身高159cm，体重75kg。于女士现已怀孕25周，近3天感到头晕伴有胸闷气促，因此到医院就诊。

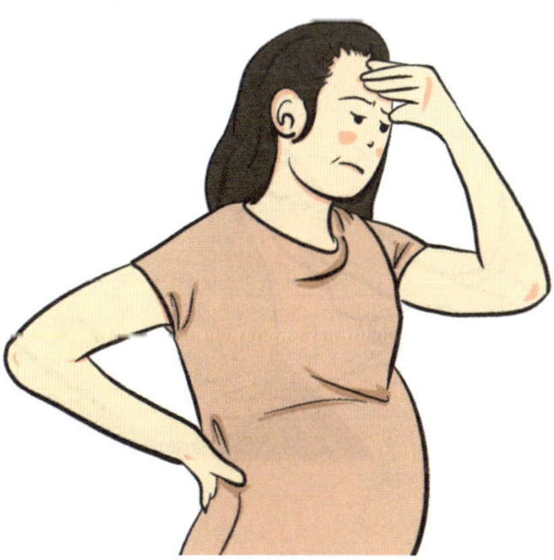

患者病史

患者主诉：因感到头晕、胸闷和呼吸困难持续3天而入院。

现病史：于女士3天前在没有明显原因的情况下开始感到头晕，同时伴有胸闷、呼吸急促，以及双腿水肿。她没有出现头痛、视力模糊、胸痛、晕倒、腹痛或阴道出血等症状。在当地诊所测得血压为180/100mmHg，但未进行特殊治疗。

既往史：既往否认高血压、肾病、自身免疫性疾病史。

个人史：无吸烟、饮酒史，平日饮食口味正常。

家族史：父母都患有高血压病。

婚育史：适龄结婚，怀孕4次，生过1个孩子，目前怀孕25周，但孕期没有进行定期产检。

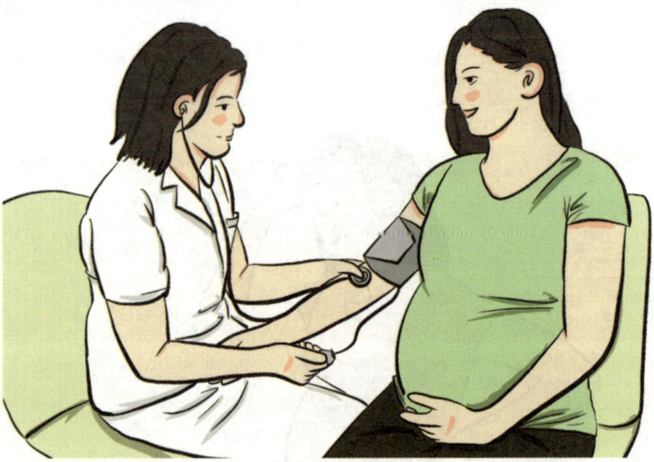

就诊情况

于女士已怀孕25周，近3日感到头晕、胸闷、呼吸急促和双腿水肿症状，于是由家人陪同前往医院就诊。医生在询问了于女士的病史情况后，对她做了如下检查。

体格检查：体温36.5℃，脉搏102次/分，呼吸28次/分，血压185/120mmHg。发育正常，神清合作，对答切题，自动体位。胎心120次/min。

血常规：白细胞11.22×10^9/L（升高），血红蛋白133g/L，血小板208×10^9/L，中性粒细胞占比0.776（升高）；凝血因子：血纤维蛋白原量4.71g/L（升高），纤维蛋白降解产物5.8μg/ml（升高），D二聚体1.95μg/ml（升高）。

生化指标：C反应蛋白40.28mg/L（升高），B-型脑利钠肽146.50 pg/ml（升高），高敏肌钙蛋白I 0.042μg/L（升高），钾3.12mmol/L（降低），肌酐71.7μmol/L，估算肾小球滤过率91ml/（min·1.73m^2），尿酸503μmol/L（升高），丙氨酸氨基转移酶41U/L（升高），天门冬氨酸氨基转移酶44U/L（升高），乳酸脱氢酶348U/L（升高），总胆红素7.3μmol/L，直接胆红素3.3μmol/L，间接胆红素4μmol/L，白蛋白27.9g/L（降低）。

心电图：窦性心动过速（心率102次/分钟）。

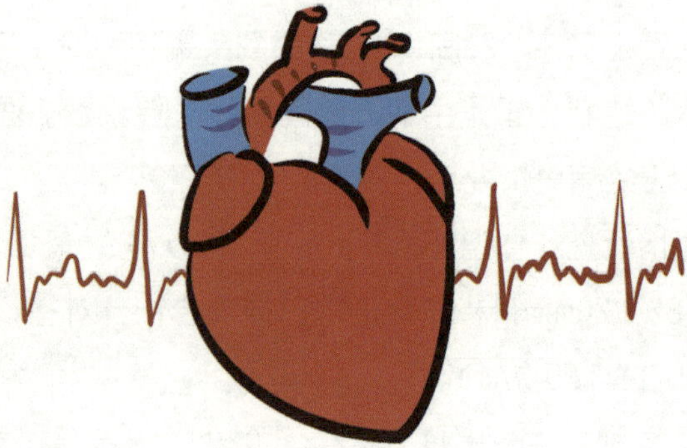

病例分析

医生根据患者的以上检查结果做出了病例分析。这位患者在怀孕25周时被诊断为重度子痫前期。她没有高血压、肾病或自身免疫性疾病的病史。入院前，她的血压测量结果2次显示收缩压≥140mmHg，舒张压≥90mmHg。入院时的血压为153/89mmHg。心脏彩超结果显示心脏结构正常，妊娠期高血压的诊断成立。患者的肝功能检查显示白蛋白为27.9g/L，符合低蛋白血症的诊断标准。进一步检查发现她24小时尿蛋白定量为6.99g/L（尿量4200ml），虽然没有出现抽搐症状，但子痫前期的诊断也得到了确认。结合产科B超结果，最终考虑为重度子痫前期。

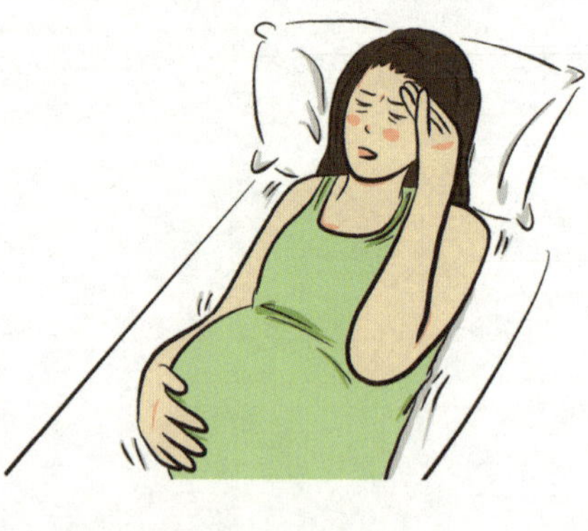

同时，对以下疾病做出了鉴别诊断：①慢性高血压伴发子痫前期：患者已经明确诊断为重度子痫前期，虽然她否认既往有高血压病史，但由于孕期没有进行定期产检，加上家族中有高血压的情况，仍需警惕慢性高血压伴发子痫前期的可能性，可以通过后续随访来进一步确认。②HELLP综合征：HELLP综合征是妊娠期高血压疾病的一种严重并发症，特征为溶血、转氨酶水平升高及低血小板计数。虽然该患者入院时肝功能检查显示转氨酶暂时性轻度升高，但没有出现溶血和低血小板的症状，因此目前的证据不足以支持HELLP综合征的诊断。③肾病综合征：患者表现出水肿、大量蛋白尿、低蛋白血症和高脂血症等症状，但在终止妊娠和控制血压后，尿蛋白显著减少，因此目前依据不足以诊断为肾病综合征。如果有必要，可以通过肾穿刺活检进一步明确。

诊断结果

根据医生的分析结果，该患者被确诊为重度子痫前期以及低蛋白血症。

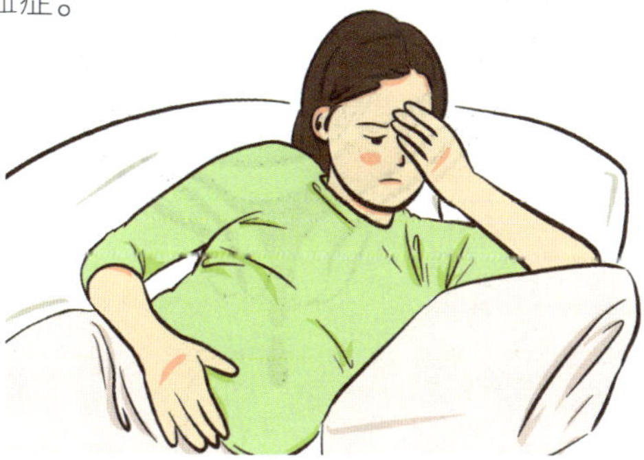

病情进展

1.入院第2日

患者入院后的第2天出现阴道流血，并伴有不规律的腹痛，血压升高至182/111mmHg，胎心率为120次/分钟。医生给予硫酸镁进行解痉，并使用药物抑制宫缩以保胎，同时通过硝酸甘油和硝苯地平缓释片控制血压，呋塞米利尿以减轻心脏负荷，并补充氯化钾。然而，急诊产科B超显示胎儿已死亡并出现胎盘早剥，患者随即被转入产科急诊，接受了腹膜内子宫下段横切口剖宫取胎术和子宫修补术。

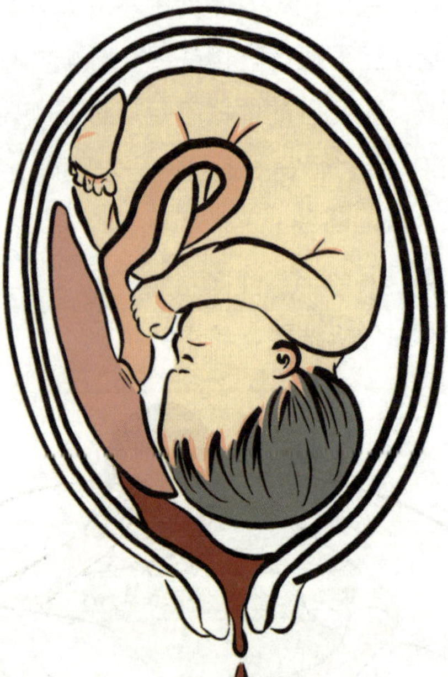

术中发现患者子宫前壁宫体部下1/3呈紫蓝色改变，宫腔内积血并有暗红色凝血块约600ml，医生娩出一死女婴，胎盘和脐带色苍白。患者在产科B超中被发现有胎盘早剥，术中进一步观察到子宫前壁宫体部下1/3区域呈现紫蓝色改变，宫腔内积血并伴有约600ml的暗红色凝血块，胎盘和脐带均呈苍白色。因此，确诊为子宫胎盘卒中。

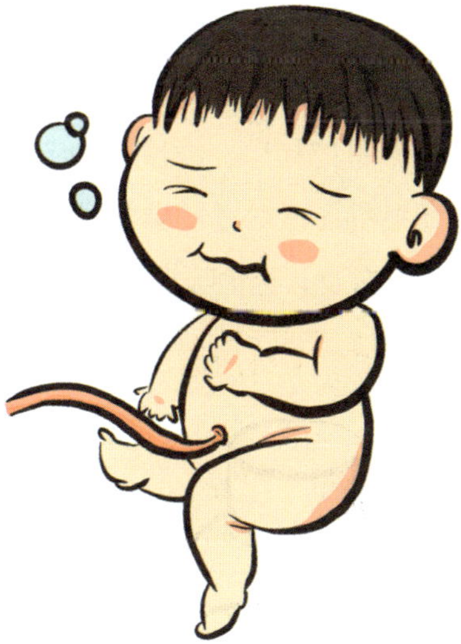

患者入院查血常规示血红蛋白133g/L，术前的血气分析显示总血红蛋白为8.1g/dl，术后复查血红蛋白下降至6.5g/dl，确诊失血性贫血（轻度）。术后给予患者头孢曲松抗感染、补充白蛋白、输血、补液、护肝及抑酸等治疗，并监测血压在128~185/86~124mmHg之间波动。

2.入院第4日

术后第2天，患者转回心内科继续治疗。在心内科，医生根据患者血压和症状调整了降压方案，最初使用硝普钠静脉泵入与硝苯地平缓释片联合依那普利口服降压，血压降至164/108mmHg。随后，硝普钠减量，并加用硝酸甘油、硝苯地平控释片、依那普利和卡维地洛，血压进一步降至139/98mmHg，但患者出现干咳症状。调整后的方案为小剂量硝普钠、硝酸甘油、硝苯地平控释片、缬沙坦、卡维地洛和氢氯噻嗪联合使用，血压稳定在113/60mmHg，且尿量增加。最终，调整为硝苯地平控释片、缬沙坦和卡维地洛的联合治疗。同时，患者还接受了低分子肝素抗凝、缩宫素促进子宫复旧止血、补充白蛋白及头孢他啶抗感染等综合治疗。

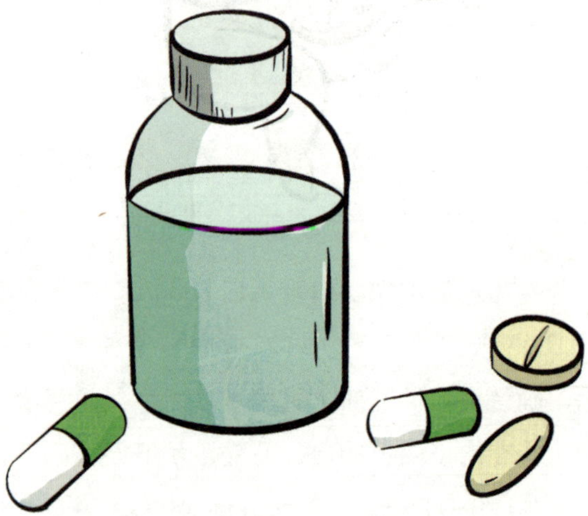

3.入院第10日

患者在调整降压方案后，血压得到了有效控制，复查显示尿蛋白显著减少，低蛋白血症基本得到纠正，贫血也有所改善。同时，转氨酶和凝血功能恢复正常。患者各项情况好转，安排出院。出院后嘱咐患者维持硝苯地平控释片、缬沙坦和卡维地洛的联合治疗的降压方案，保持清淡饮食，避免劳累，定期复诊。

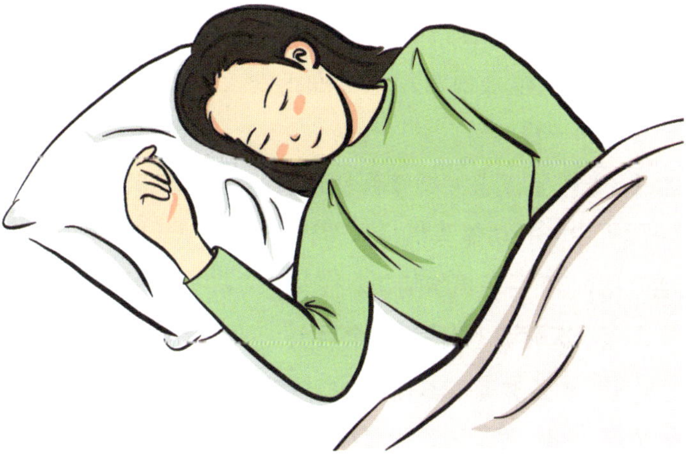

随访情况

1.第1次随访（出院后1周）

（1）患者状况：患者自述在家中按时服药，血压控制尚可，偶有轻微头晕，无胸闷、气促等不适。饮食清淡，休息较好。

（2）检查结果：患者自测血压在140/90mmHg左右波动，尿蛋白检测结果正常，肝功能与血常规恢复良好。低蛋白血症基本纠正，贫血有所改善。

（3）医生建议：继续维持现有药物治疗，定期监测血压和尿蛋白，适量增加活动，继续保持清淡饮食，并按时复诊。

2. 第2次随访（出院后1个月）

（1）患者状况：患者感觉整体状况良好，血压较前稳定。偶尔有轻微疲倦感，无明显头晕、胸闷等症状。饮食正常，睡眠质量较好。

（2）检查结果：血压稳定在130/85mmHg左右，尿蛋白无异常，肝功能及血常规指标均正常。低蛋白血症完全纠正，贫血进一步改善。

（3）医生建议：继续保持现有治疗方案，定期复查血压、尿蛋白、肝功能等指标，适当增加户外活动，保持健康生活方式，3个月后再次随访。

3. 第3次随访（出院后3个月）

（1）患者状况：患者血压持续控制在正常范围内，未再出现头晕、胸闷等不适。饮食和作息规律，精神状态良好。

（2）检查结果：血压稳定在125/80mmHg左右，尿蛋白检测正常，肝功能、血常规等复查结果均无异常。

（3）医生建议：考虑患者目前情况稳定，建议维持现有治疗方案，继续健康饮食和适量运动，半年后随访。如果出现任何不适，应及时就医。

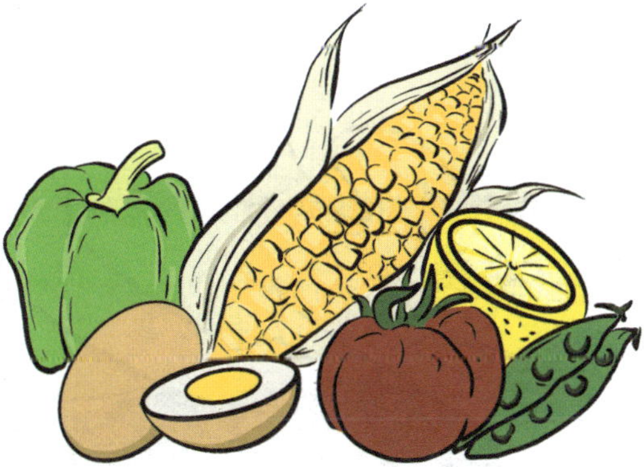

预后情况

患者未再出现明显不适，血压控制稳定。因患者居住较远，后续电话随访时了解到她血压依然在正常范围内，生活质量良好。医生建议她继续保持良好的生活习惯，每半年复查血压、尿蛋白及其他相关指标，并保持定期随访。

讨论

妊娠期高血压疾病对母婴健康威胁严重，也是孕产妇死亡的重要原因之一，特别是子痫前期和子痫，会显著提高孕产妇及围生儿的病死率。妊娠期高血压疾病主要包括四类：妊娠期高血压、子痫前期-子痫、妊娠合并慢性高血压、慢性高血压伴发子痫前期。这些疾病的发生原因复杂，涉及多种因素和机制。

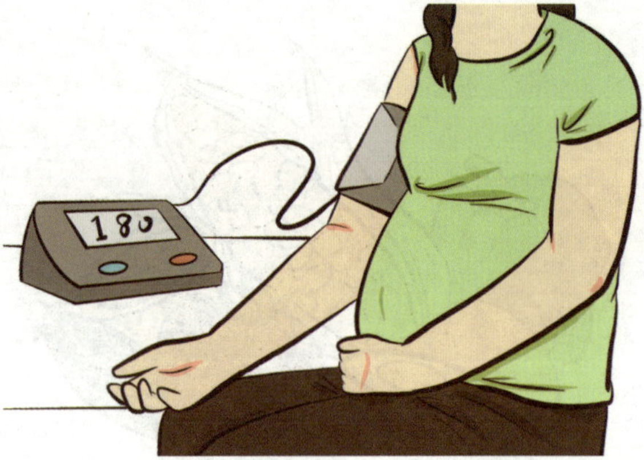

本例患者被诊断为妊娠期高血压，但存在一些不足之处。患者在孕期未定期产检，无法确认是否早在孕20周以前就有高血压的情况，这可能会改变诊断。同时，虽然患者在入院时检测了尿蛋白，但由于当时合并了泌尿系感染，导致检测结果不确定。治疗上，及时终止妊娠是治疗子痫前期的重要手段，但在本例中，胎儿已不幸死亡。

目前，虽然有一些研究提出了可以预测子痫前期的方法，但准确性仍有待进一步提高。因此，对妊娠期高血压疾病的患者进行密切的监测和评估，及时干预，显得尤为重要，以避免不良妊娠结局的发生。

第五章 特殊高血压病例

案例一 白大衣高血压

患者简介

邹女士，35岁，是一名公司职员，身高165cm，体重70kg。她2年前体检时发现血压升高。

患者病史

患者主诉：体检发现血压升高2年。

现病史：2年前的体检中发现血压为160/90mmHg~160/100mmHg，期间没有发高烧、咽喉痛，也没有头晕、头痛、胸闷、心悸或者胸痛等症状。晚上睡觉时没有出现呼吸困难，每晚起夜0~1次，白天上厕所4~5次。患者没有服用降压药物，而是自行服用了三七粉。患者提到家里的血压通常低于130/80mmHg。这次来到高血压门诊是为了诊断和治疗，目前没有心悸、胸闷、胸痛和夜间呼吸困难的症状。精神状态良好，饮食和睡眠正常，大小便正常，体重没有变化。

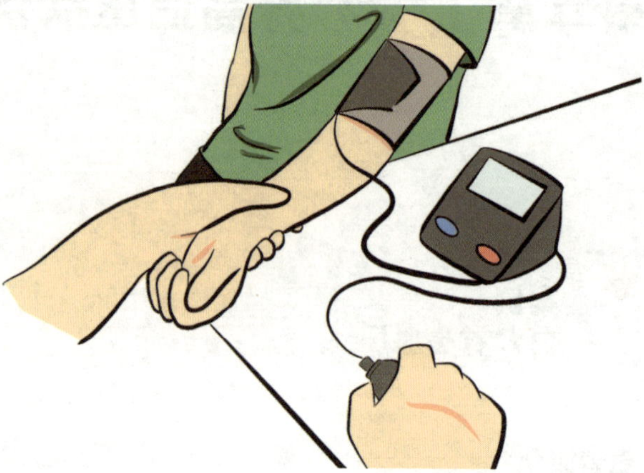

既往史：无输血史，否认肝炎、结核病史，否认外伤史，否认食物及药物过敏史。否认夜间打鼾史。

家族史：否认高血压家族史。

个人史：否认14天到过高危疫区及流行病区，没有上述地区患者接触史。否认烟酒不良嗜好，否认夜间打鼾史，平时口味一般。

婚育史：适龄结婚，育有1女，爱人健在。

就诊情况

邹女士自2年前体检时发现血压升高，体检血压为160/90mmHg，无其他不适症状，家庭自测血压130/80mmHg以下。医生在门诊为其2次测量血压，发现血压分别为160/98mmHg和158/100mmHg，疑似高血压病2级。之后，医生进一步为王女士做了以下检查，结果如下。

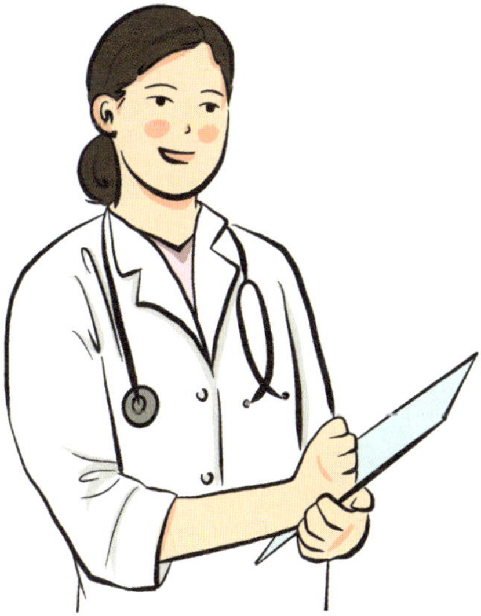

一般检查：体温36.5℃，脉搏80次/分钟，呼吸频率(R)16次/min，2次血压分别为160/98mmHg和158/100mmHg。神志清楚，表情自如，无病容，发育正常，营养良好，自主体位，步态正常，查体合作。全身皮肤及浅表淋巴结正常。头颅及五官未见异常。颈部软，无抵抗，颈动脉搏动正常，颈静脉正常。甲状腺未见肿大，无压痛，未闻及血管杂音。双肺叩诊呈清音，双肺呼吸音清，未闻及干湿啰音，双侧呼吸运动均匀对称，无增强或减弱，双肺触觉语颤对称无异常，未触及胸膜摩擦感。胸廓未见异常，心界正常，心率80次/min，律齐，各瓣膜区未闻及杂音。腹部及四肢均正常，无明显病理表现。

实验室检查：血常规、尿常规、粪便常规未见异常，尿蛋白(-)。总胆固醇(TC)4.01mmol/L，低密度脂蛋白胆固醇(LDL-C)2.38mmol/L，高密度脂蛋白胆固醇(HDL-C)1.37mmol/L，甘油三酯(TG)0.63mmol/L，空腹血糖5.44mmol/L，肌酐78μmol/L，血钾4.48mmol/L。

辅助检查：心电图窦性心律，正常心电图（各项辅助检查均无异常）。

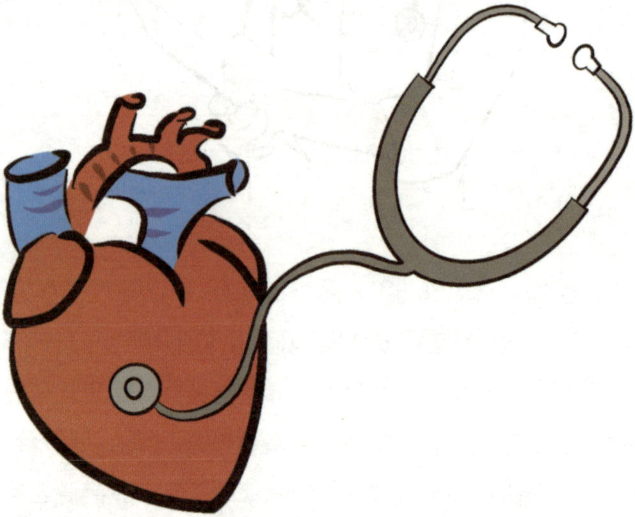

病例分析

医生对邹女士的症状和体征进行了分析，结合各项检查，该患者除血压异常外，未发现其他不适症状，初步诊断为高血压病2级，但结合患者诊室血压高而诊室外血压不高，考虑白大衣高血压。

为了确诊是否为白大衣高血压建议患者进一步做：24小时动态血压，基础肾素–血管紧张素–醛固酮系统（RAAS）。查基础RAAS前注意事项：①空腹并站立2小时。②注意患者血压安全。辅助检查结果显示：基础RAAS结果正常。24小时动态血压：白天平均血压、24小时平均血压、夜间血压。仔细对动态血压进行观察，患者医院测量血压高，家庭休息时候血压正常，在家里活动的时候血压正常。

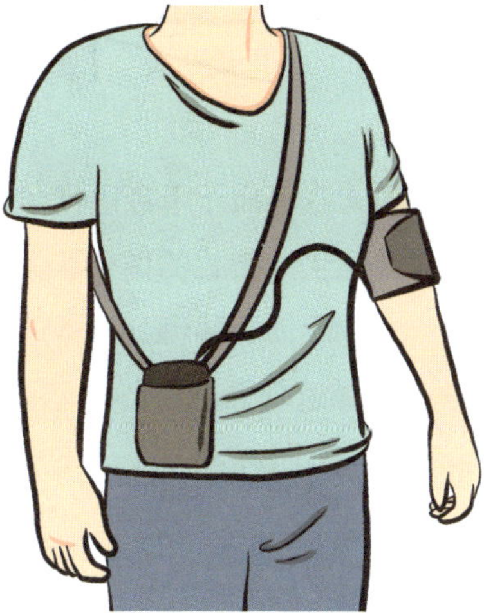

诊断结果

患者在医院测量血压时血压明显偏高，其余时间正常，因此可以诊断为白大衣高血压。

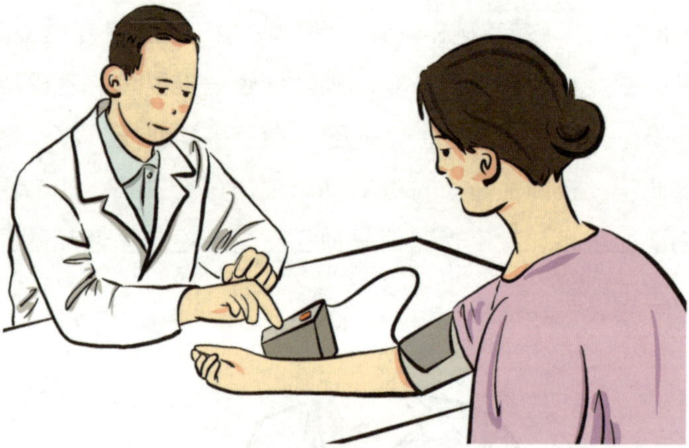

治疗方案

非药物治疗：对白大衣高血压患者进行非药物治疗，提出白大衣高血压时应注意生活方式的调整和防止紧张；还可行应激处理，包括：生物反馈、瑜伽、松弛训练等，有研究认为这些应激处理可能通过降低儿茶酚胺和肾素–血管紧张素–醛固酮的活性而减少心血管危险性。

预防与长期管理

（1）通过生活方式干预来预防高血压，要做到合理膳食、减轻体重、限制饮酒，进行适当的体力活动。注意生活方式的调整和防止紧张情绪，正确对待及设法缓解各种心理压力。

（2）定期随访：每3～6个月随访1次，监测血压、心功能和肾功能，调整治疗方案。

预后情况

白大衣高血压指患者在医疗环境下血压升高，但在日常生活中血压正常。尽管目前不需要立即开始药物治疗，白大衣高血压仍可能增加将来发展为持续性高血压的风险，因此需要定期监测和管理。通过健康的生活方式和定期随访，可以有效控制血压，减少心血管疾病风险。

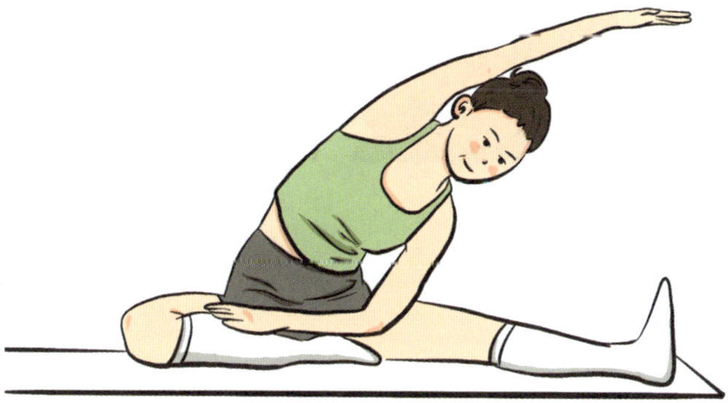

随访情况

1.第1个月随访

（1）家庭血压监测：患者每天早晚居家各测量1次血压，并记录结果。

（2）健康教育：评估并强化患者的健康生活方式，包括低盐饮食、适量运动、戒烟、戒酒和减轻压力。

（3）心理辅导：如果患者在诊室环境中仍感到焦虑，建议进行心理辅导以缓解紧张情绪。

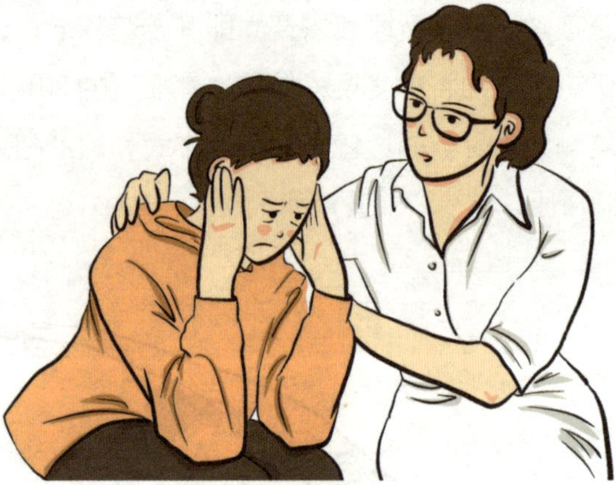

2.第3个月随访

（1）复查血压：再次进行24小时动态血压监测，以评估在不同环境下的血压变化。

（2）生活方式评估：回顾并调整健康生活方式的执行情况，根据需要提供进一步建议。

（3）心理状态评估：继续评估患者的心理状态，必要时加强心理辅导。

3.第6个月随访

（1）综合评估：进行全面的血压评估，包括诊室测量、家庭血压监测和24小时动态血压监测。

（2）调整随访计划：根据血压变化情况，决定是否需要调整随访频率或进一步检查。

（3）长期管理建议：如血压稳定，继续强化健康生活方式的教育；如有转变为持续性高血压的迹象，考虑药物治疗并转诊至高血压专科门诊。

讨论

要诊断高血压，不仅需要在诊室里测量多次血压，每次在不同的日子达到高血压标准，还要排除“白大衣高血压”这种情况，比如通过家庭血压测量和24小时动态血压监测来确认。对于体检中发现的高血压问题，需要进一步确认是否真的存在高血压，并区分是原发性高血压还是继发性高血压。同时，还要评估是否有早期器官损害的迹象或其他心脑血管疾病的风险。特别是在入职体检时，要考虑到测量时的紧张情绪，建议进行24小时动态血压评估。如果是因为心理因素或“白大衣高血压”，一般情况下体检不应有任何限制（特殊工种除外）。如果病史控制良好，高血压也不应成为限制。

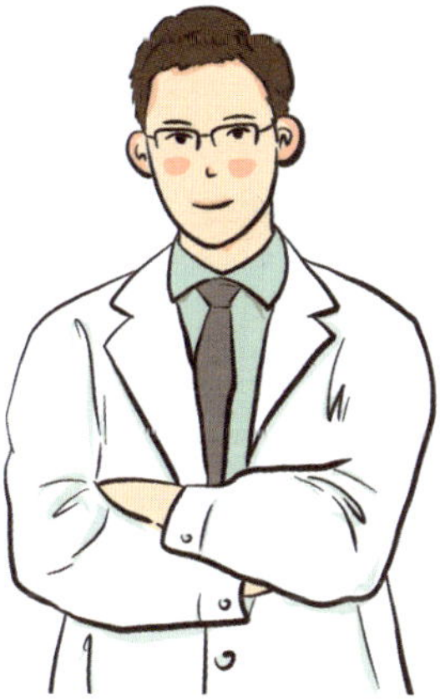

如果发现血压偏高，需要了解血压的测量方法、分级和分类，并排除“白大衣高血压”和心理因素的影响。同时，还要进行健康教育，包括戒烟、戒酒、低盐饮食、保持平和心态和控制体重。建议患者转诊至高血压专科门诊或诊疗中心。高血压的管理不仅仅是治疗的问题，更需要科学的管理方式，倡导分级管理。通过高血压诊疗中心（如专门的高血压门诊）来落实高血压的预防、规范化治疗和分级诊疗，提高高血压的知晓率、治疗率和达标率，让人们在当地就能得到满意的治疗。由于大多数高血压患者需要门诊治疗，部分患者病情复杂或不太配合，因此需要识别这些特殊人群，并加强高血压门诊的教学和家庭医生的培训，以推进高血压的全面管理。

案例二 隐匿性高血压病例

患者简介

范先生是一名程序员，年龄29岁，身高170cm，体重90kg。他由于2小时前突发胸痛到医院进行就诊。

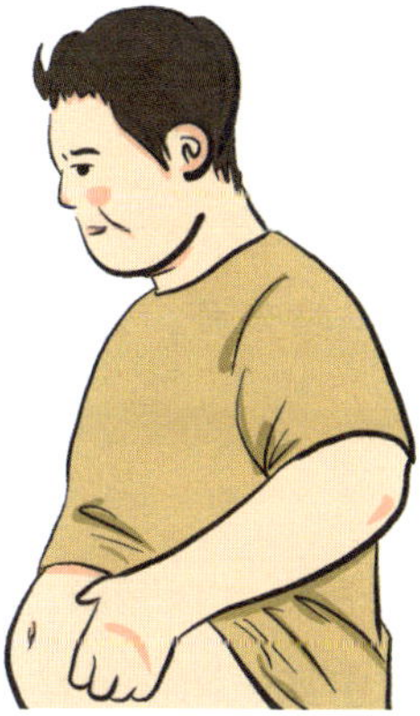

患者病史

患者主诉：突发胸痛2小时。

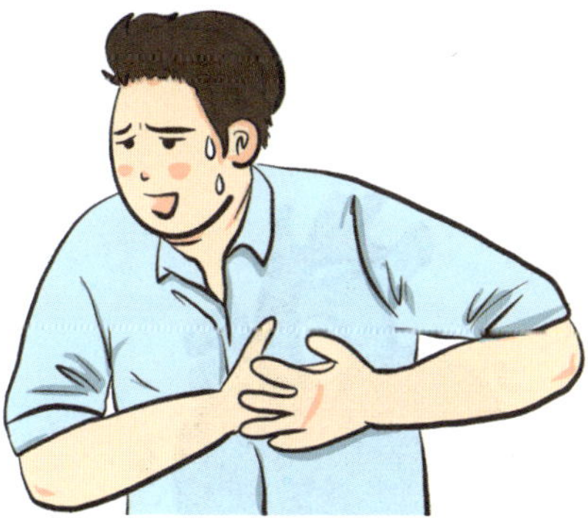

现病史：范先生大约在下午5点休息时，突然感到胸痛，伴有胸口压迫感、恶心、大量出汗，但没有心慌、发热、寒战或呼吸困难。他没有咳嗽、咳痰、咯血，也没有腹痛、腹泻或黑便。此外，他也没有头晕或晕倒的症状。因为胸痛一直没缓解，家人赶紧将他送到医院。

既往史：范先生否认自己有高血压、糖尿病或心脏病的病史，也没有其他疾病或药物过敏史。

家族史：父亲有高胆固醇血症。

个人史：有吸烟史6年、无饮酒史。

婚育史：适龄结婚未育，爱人健在。

就诊情况

范先生下午5点突然发作胸痛，同时伴有恶心，出汗，两小时未缓解，于是由家人陪同前往医院急诊就诊。急诊做了心电图，结果提示心律正常，但心脏的电活动显示广泛前壁ST段抬高，心率为90次/分，医生诊断为“急性心肌梗死”，患者随即住院治疗，入院当天检查结果如下。

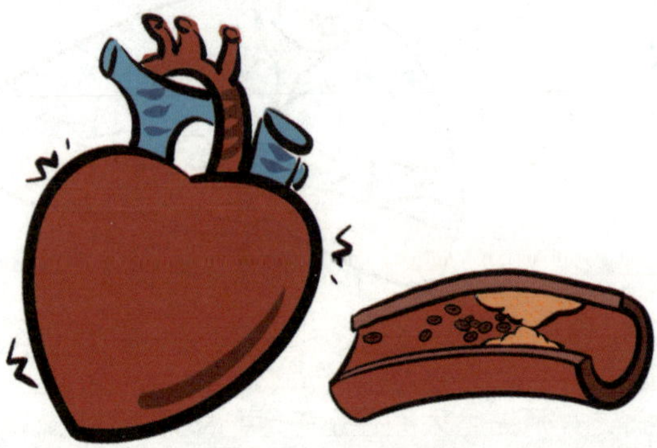

一般检查

体格检查：体温36.5℃，脉搏90次/分，呼吸18次/分，血压124/72mmHg。患者神志清楚，但显得病态，颈部无异常，双肺听诊正常，心率90次/分，心律整齐，没有异常杂音。腹部柔软，无压痛或反跳痛，肝脾未触及，双腿没有水肿。四肢肌力正常，没有发现病理反射。体重90kg，身高170cm，体形肥胖。

辅助检查

入院时心电图：心律正常，心率为105次/分，提示左心室肥大及复极异常（即心脏电活动的异常）。

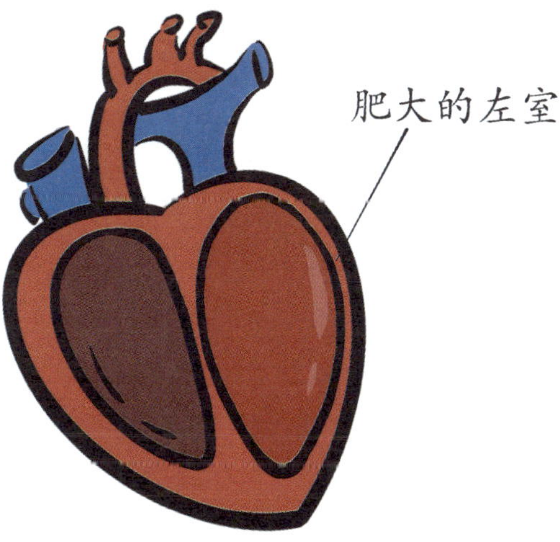

24小时动态血压监测（ABPM）：夜间血压均值为127/85mmHg（≥120/70mmHg）；清晨（刚起床后的1~2小时）血压为138/92mmHg（≥135/85mmHg）。

病例分析

这位29岁的男性患者，因突发胸痛入院，最终确诊为急性ST段抬高型心肌梗死（广泛前壁）。尽管患者年轻，但由于并发了靶器官损害（冠心病和心肌梗死），因此被归为高血压极高危患者。以下是对患者病情的分析：

1. 高血压极高危诊断依据及其他危险因素

患者的极高危诊断依据在于其合并了靶器官损害。冠状动脉的急性血栓导致心肌梗死，是心血管靶器官损害的表现，因此该患者属于极高危群体。虽然患者否认有高血压史，但出现如此严重的冠心病和心肌梗死，提示其可能存在未被诊断或未充分控制的隐匿性高血压。患者的其他危险因素包括肥胖（体重90kg，身高170cm，体重指数BMI为31.1，属肥胖）、吸烟史以及可能的运动不足等。这些因素会增加动脉粥样硬化的风险，进而导致冠状动脉血栓形成，诱发急性心梗。

危险因素和病史	1级高血压	2级高血压	3级高血压
无	低危	中危	高危
1~2个其他危险因素	中危	中危	很高危
≥3个其他危险因素或靶器官损害	高危	高危	很高危
临床并发症或合并糖尿病	很高危	很高危	

2. 隐匿性高血压的潜在影响

隐匿性高血压是该病例的重要特征之一。尽管患者的诊室血压正常（入院时BP124/72mmHg），但由于隐匿性高血压患者的血压波动可能只在特定时段升高，如夜间或清晨。长期的隐匿性高血压可能对冠状动脉内皮造成慢性损伤，促使动脉粥样硬化的发展，并增加心梗风险。

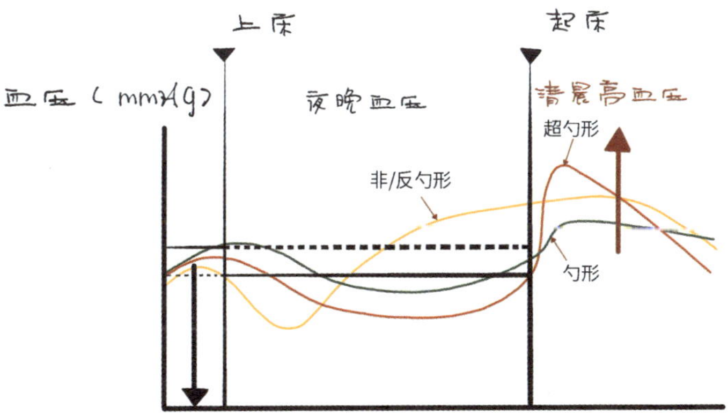

此外，患者的交感神经过度兴奋（可能与日常焦虑或压力相关）也可能导致血压升高，并进一步加重冠状动脉负担。因此，管理隐匿性高血压和控制交感神经兴奋是预防未来心血管事件的关键。

3. 遗传性高胆固醇血症的可能性

对于如此年轻的心梗患者，遗传性高胆固醇血症的可能性也需被高度怀疑。家族性高胆固醇血症可导致低密度脂蛋白胆固醇（LDL-C）显著升高，增加动脉粥样硬化风险。建议对患者进行血脂和糖化血红蛋白等检查，以评估其血脂异常情况。此外，患者的生活方式因素如吸烟、熬夜、饮水不足及糖代谢紊乱等，也可能进一步加重其病情。

初步诊断

医生基于以上分析，初步诊断如下：冠状动脉粥样硬化性心脏病、急性ST段抬高型心梗（广泛前壁）、心功能I级（KILLIP分级），高血压病3级（极高危）。

治疗方案

1. 急诊处理与手术

患者入院后，急诊科给予抗血小板、他汀类药物及胃保护药物：阿司匹林300mg、替格瑞洛180mg、阿托伐他汀40mg、泮托拉唑钠肠溶胶囊80mg静脉滴注、酒石酸美托洛尔25mg。

经与患者及家属沟通后，急诊行冠脉造影，并发现左前降支（LAD）近段有大量血栓，狭窄50%~60%。手术后患者血栓得到清除，未见明显狭窄。

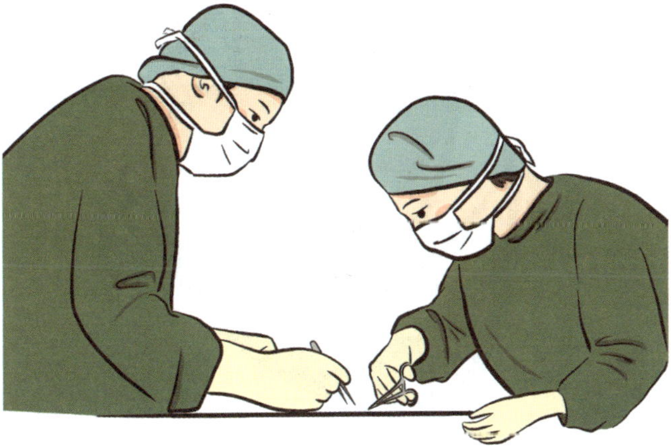

2.术后药物治疗

（1）口服用药：替格瑞洛90mg每日2次，阿司匹林100mg每日1次，阿托伐他汀40mg每晚1次，酒石酸美托洛尔25mg每日2次。

（2）静脉给药：泮托拉唑80mg每日1次，盐酸替罗非班静脉泵入24小时。

3.术后管理与检查

术后心电图和实验室检查结果显示心肌损伤指标升高，cTnI显著上升，提示急性心肌损伤。术后床边彩超提示左心室前壁、心尖部壁运动减低，符合心肌梗死后的表现。

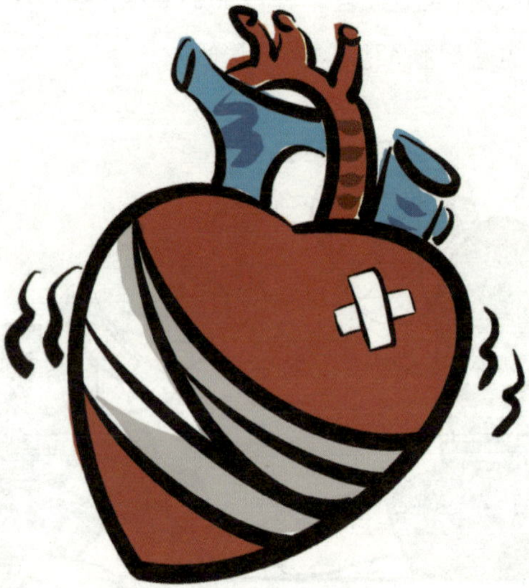

4. 高血压管理

在确诊患者隐匿性高血压后，医生开具了降压药物：奥美沙坦酯20mg每日1次，酒石酸美托洛尔25mg每日2次。

病情进展

手术后，患者症状缓解，无胸闷、胸痛等不适。生命体征平稳，血压控制在128/72mmHg，心率70次/分。复查冠脉造影显示血栓消失，未见明显狭窄。

经过几天的治疗，患者的血压维持在130/82mmHg，生命体征稳定，未诉明显不适。复查后，医生决定为其办理出院。出院遵医嘱按时用药，控制体重，保证低盐低脂饮食，同时每日保证至少半小时有氧运动。

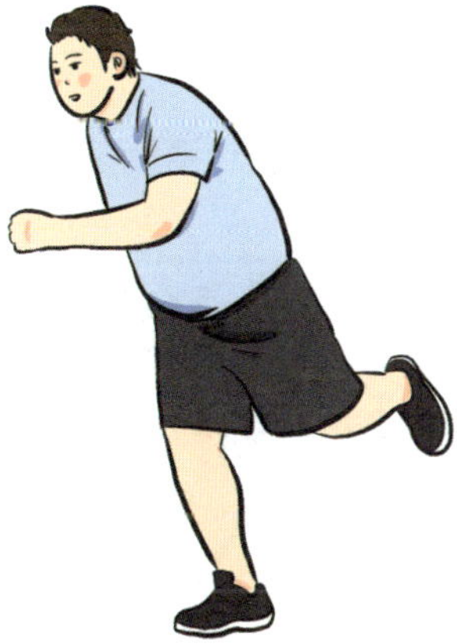

随访情况

1. 术后1个月随访

（1）基本情况：患者无胸痛、胸闷、头晕等不适症状，生活恢复正常，能够从事日常活动。患者报告睡眠质量改善，精神状态良好，情绪稳定。体重89kg，略有下降，患者遵循医生建议控制饮食。

（2）血压控制情况：患者自测血压为早晨130/78mmHg，晚上125/76mmHg，血压较为稳定。

（3）药物依从性：患者按时服用药物，包括阿司匹林、替格瑞洛、阿托伐他汀、奥美沙坦酯和酒石酸美托洛尔，未出现药物不良反应。

（4）复查结果：动态心电图显示无异常ST段改变，心率平稳。血生化结果显示总胆固醇4.1mmol/L，低密度脂蛋白胆固醇（LDL-C）2.3mmol/L，肝肾功能正常。

2. 术后3个月随访

（1）基本情况：患者偶有轻微头晕，但无心血管相关症状，日常活动不受影响。报告偶尔有轻度疲劳，但无明显胸闷、心慌等症状。体重87kg，继续下降，体重控制效果显著。

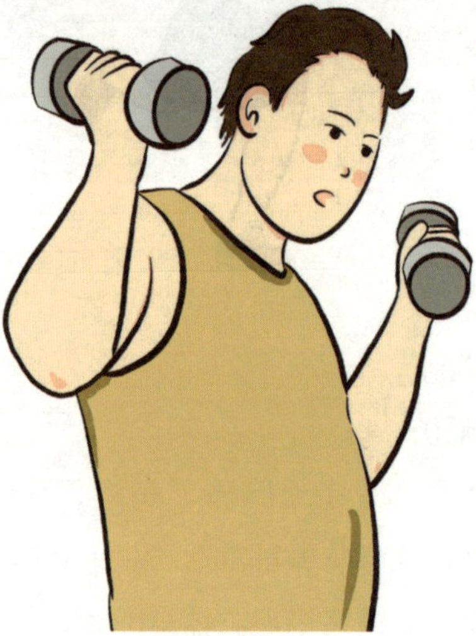

（2）血压控制情况：自测血压显示早晨135/80mmHg，晚上128/78mmHg，仍在正常范围内。

（3）药物依从性：继续按时服药，无不良反应。患者报告积极配合饮食和运动调整，减少了高脂食物摄入。

（4）复查结果：超声心动图复查显示左室前壁活动有所恢复，心功能改善。血脂水平继续控制良好，LDL-C 2.1mmol/L，未见冠脉新发病变。

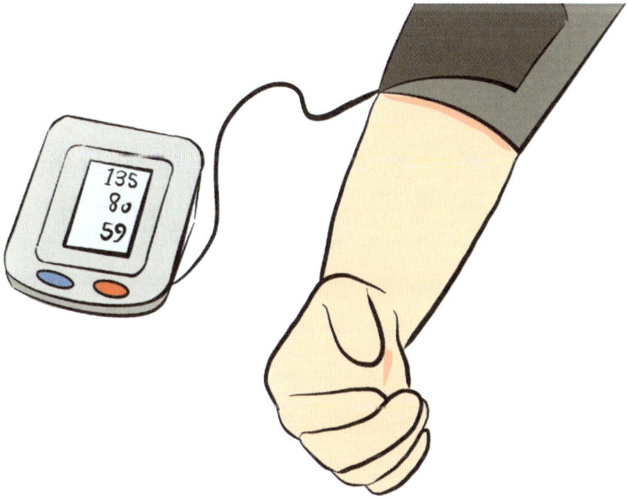

3. 术后6个月随访

（1）基本情况：患者无明显心血管症状，生活质量较高，能够进行适度运动。情绪稳定，日常生活中无明显不适。体重85kg，体重持续减轻，生活方式的调整取得良好效果。

（2）血压控制情况：患者自测血压为早晨132/79mmHg，晚上126/77mmHg，血压控制良好。

（3）药物依从性：仍按医嘱服药，患者表示将继续长期服药以控制病情。

（4）复查结果：冠脉CT复查未见新发血栓或狭窄，心脏功能继续稳定。血脂控制良好，LDL-C 2.0mmol/L。肝肾功能正常。

预后情况

1. 短期预后

患者在术后短期内病情稳定，未发生再次心梗等并发症。通过药物治疗，血压和血脂水平得到了较好的控制，心功能有一定改善。随访期间无明显心血管事件发生，患者的生活质量逐渐提高。

2. 长期预后

心血管风险控制：通过长期药物治疗和生活方式调整，患者的高血压和血脂控制较为理想，体重逐渐下降，生活习惯逐步改善，减少了再次发生心血管事件的风险。

隐匿性高血压管理：动态血压监测和家庭自测血压显示，患者的隐匿性高血压得到了良好控制，未来发生血压波动的风险较低。

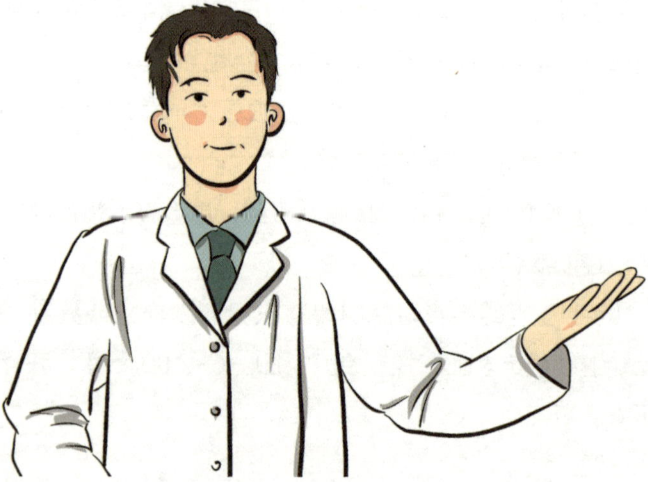

讨论

隐匿性高血压是指患者在诊室测量的血压正常，但在动态血压监测或家庭自测时血压升高的情况。这类高血压通常难以早期发现，增加了心血管疾病的风险，尤其是年轻患者中更容易被忽视。在本病例中，29岁的患者表现为急性ST段抬高型心肌梗死，结合其隐匿性高血压，反映出该病对心血管系统的长期潜在危害。

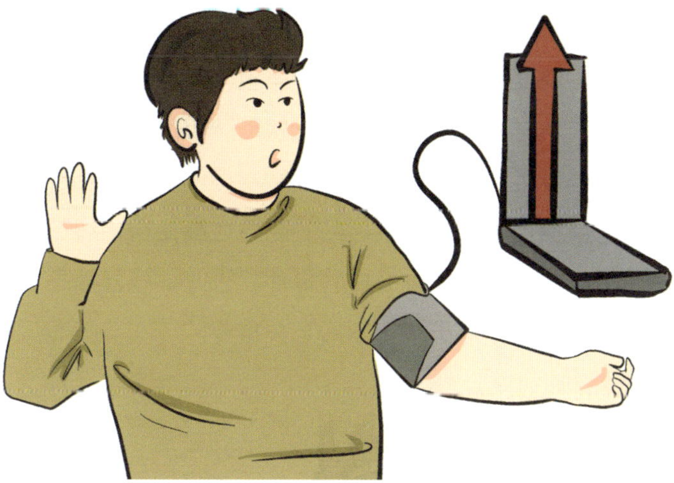

隐匿性高血压具有独特的血压波动特征，往往在动态血压监测中表现出较高的昼夜血压或清晨血压。根据研究，隐匿性高血压患者更容易发生心血管事件，因为这些患者未能及时诊断并进行有效的降压治疗，长期处于高血压状态的器官损害风险更高。

隐匿性高血压的确诊依赖于动态血压监测和家庭自测血压。在本病例中，患者表现为诊室血压正常但急性事件发生，提示可能存在隐匿性高血压。因此，在心梗患者中，特别是年轻患者，建议进行动态血压监测，以排除隐匿性高血压的可能性。

隐匿性高血压对心血管系统的长期影响主要体现在以下几个方面：①靶器官损害：长期未被发现的高血压状态会导致靶器官损伤，尤其是心脏和血管。研究显示，隐匿性高血压患者的颈动脉斑块发生率显著增加，这与动脉粥样硬化和血栓形成密切相关。②心血管事件的发生风险：隐匿性高血压患者更容易发生心肌梗死、卒中等重大心血管事件。本例患者即因未及时发现的高血压和冠状动脉损伤，最终导致了急性心梗的发生。③预后差异：虽然本病例的患者经过及时治疗后病情稳定，但长期未控制的隐匿性高血压仍然需要高度关注，以防止再次发生心血管事件。因此，隐匿性高血压的早期识别和干预对于改善预后至关重要。

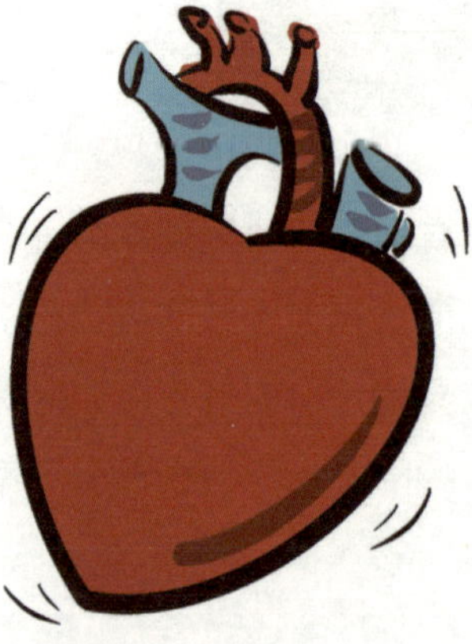

隐匿性高血压是一种潜在危险的血压异常形式，容易导致冠心病、心梗等心血管事件。对于此类患者，动态血压监测是重要的诊断工具。在本例中，患者的隐匿性高血压可能是心梗发生的重要因素之一。通过早期识别和有效管理隐匿性高血压，能够降低心血管疾病的发生率，改善患者的长期预后。

案例三 老年人直立性低血压病例

患者简介

吴先生是一名退休工程师，年龄78岁，身高170cm，体重65kg。由于间断出现头晕症状3年，近2个月加重，1小时前跌倒至医院就诊。

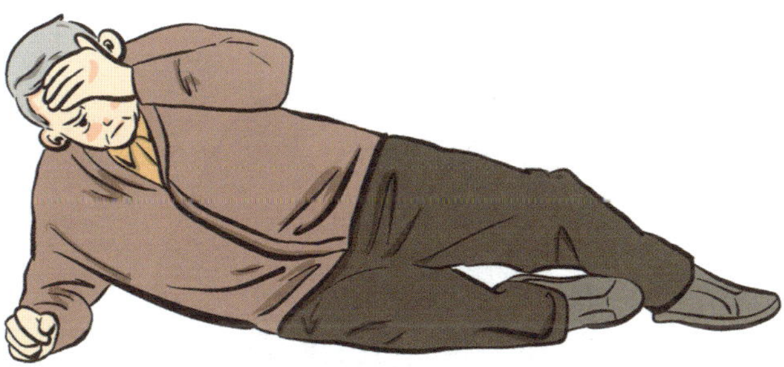

患者病史

患者主诉：间断头晕3年，加重2个月，跌倒1小时。

现病史：患者在3年前开始有间断性头晕，主要在劳累或睡眠不足时发生。他曾多次到当地医院就诊，做过头部CT、核磁共振（MRI）和脑部超声检查，结果显示有小范围的脑梗死和局部脑血流速度增加。每次住院治疗后，头晕有所好转，但出院后症状时常复发。随着时间推移，患者还出现了情绪低落，变得不愿与人交流或外出活动。他的家人曾多次带他去心理门诊治疗，服用了抗抑郁药物阿米替林。两个月前，患者的头晕症状加重，尤其是在早上起床时会头晕，休息几分钟后有所缓解，伴有疲乏和无力，但没有心悸、胸闷或呼吸困难等其他症状。1小时前，患者午睡后起床时摔倒，伴随头晕和视线模糊，但没有感觉到周围物体旋转，也没有头痛或失去意识，头部没有受到撞击。摔倒后，他的头晕减轻，能够自己站起来。在这段时间里，患者精神状态不佳，但饮食和睡眠正常，大小便也没有异常，体重没有明显变化。

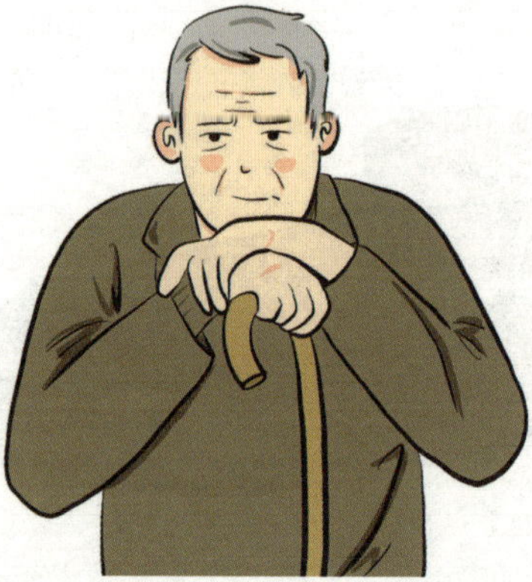

既往史：患者有20年的2型糖尿病病史，长期服用格列本脲和二甲双胍控制血糖，血糖控制相对平稳。15年的高血压病史，血压最高可达到180/100mmHg，平时服用氢氯噻嗪和贝那普利控制血压，血压水平波动在90～130/60～80mmHg之间。此外，他还有10年的良性前列腺增生病史，服用特拉唑嗪治疗。

个人史：无吸烟饮酒史。

家族史：无家族性遗传病。

婚育史：适龄结婚，爱人去世，育有1子2女，子女均体健。

就诊情况

患者于一小时前午休后起床时摔倒，之后出现头晕，看东西模糊的症状，但没有撞击到头部，可以自行站起，之后由子女陪同前往医院就诊检查。医生在对患者的基本情况进行了解后，对患者进行了如下检查。

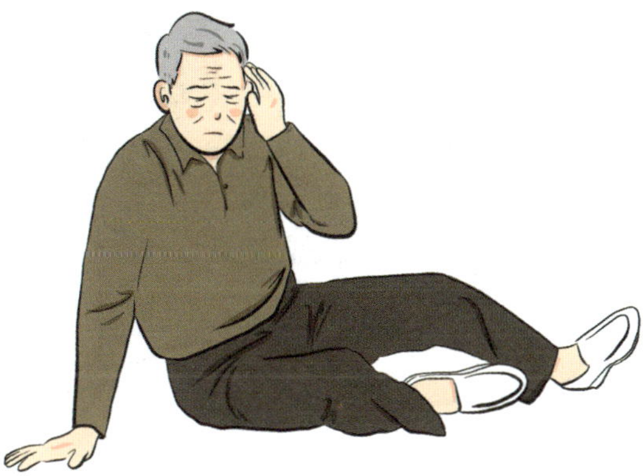

体格检查：体温正常为36.0℃，呼吸19次/分钟，平躺时血压为150/76mmHg，脉搏76次/分钟。站立3分钟后，血压降至98/68mmHg，脉搏加快至98次/分钟。全身检查未发现明显异常。

实验室检查：患者的血钾水平为3.3mmol/L，其他电解质指标正常。血清肌酐为125μmol/L，空腹血糖为6.5mmol/L，糖化血红蛋白为6.8%。血常规、尿常规、尿离子、血浆肾素、醛固酮、凝血功能、肝功能、肿瘤标志物、甲状腺功能和垂体激素等检查结果均无异常。

24小时动态心电图：没有发现明显的心律失常或其他心电异常。

颈动脉超声：患者左侧颈总动脉和双侧颈动脉球部有斑块形成，但狭窄率不到50%；双侧颈内动脉和颈外动脉也有斑块形成，但狭窄同样不到50%。右侧颈总动脉没有发现异常。

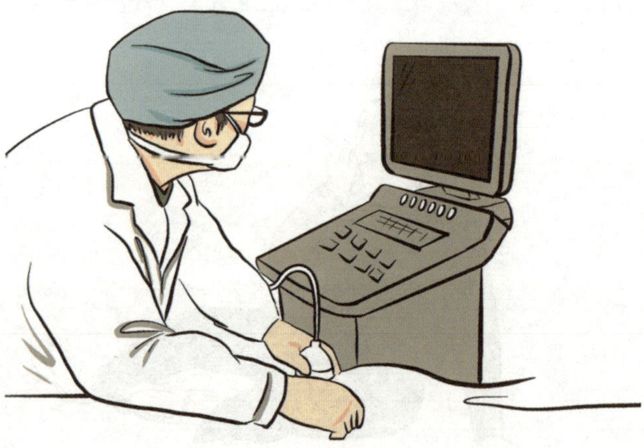

心脏彩超检查：患者有主动脉瓣钙化并伴有少量反流，二尖瓣和三尖瓣也有少量反流，左心室舒张功能有所减弱。

头部CT：左额部和双侧基底节区有小范围的脑梗死，并且脑萎缩。

病例分析

本例患者为78岁男性，主要症状为间歇性头晕，已持续3年。最近2个月，头晕症状明显加重，尤其在起床时更为严重。患者在起床后经历了严重的头晕、乏力和视物模糊，通常在床边休息数分钟后这些症状会有所缓解。1小时前，患者在起床时摔倒，摔倒时伴有头晕和视物模糊。入院时，测量结果显示平躺时血压为150/76mmHg，但站立后3分钟内血压降至98/68mmHg，同时患者出现了头晕、乏力和视物模糊的症状。恢复平卧位后，这些症状有所缓解。

结合患者的病史、症状和体征，再加上相关的检查结果（如站立时血压显著下降），可以基本确诊为直立性低血压。这一诊断符合患者在体位改变时血压显著下降，伴有头晕和视物模糊的临床表现。该病状的特点是站立时血压下降明显，造成血液供应不足，从而引发相关症状。

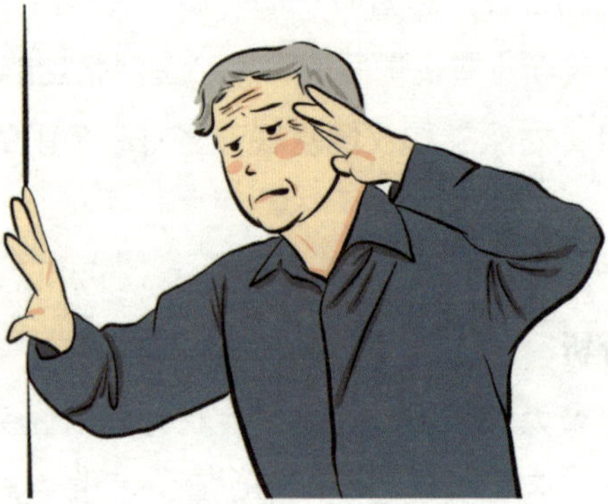

诊断结果

最终医生根据对患者以上的病例分析，对患者的诊断结果为直立性低血压（OH）。

治疗方案

1. 液体摄入管理

为了缓解患者的直立性低血压症状，建议患者每天摄入约2.5L液体。增加液体摄入有助于维持血容量，减轻血压骤降带来的头晕症状。

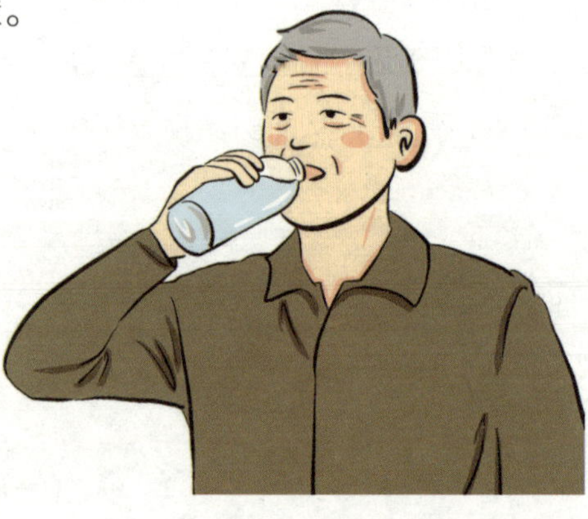

2. 非药物治疗措施

（1）穿戴弹力压缩长袜：这种袜子有助于增加下肢血管的压力，防止血液过多地积聚在下肢，从而减少站立时的血压下降。

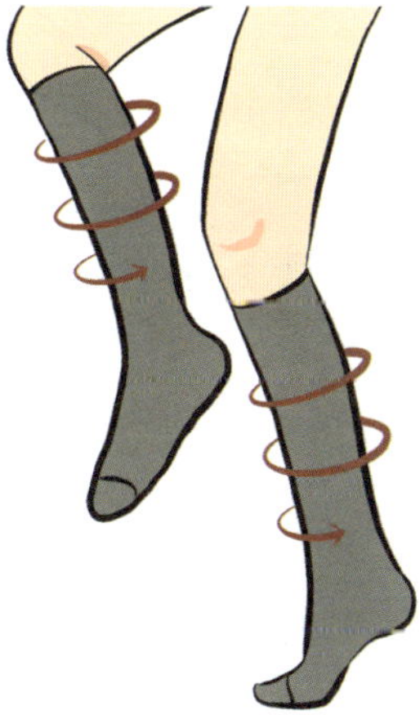

（2）抬高床头：建议患者在卧床时将床头抬高15°，以减少体位改变时血压突然下降的幅度。

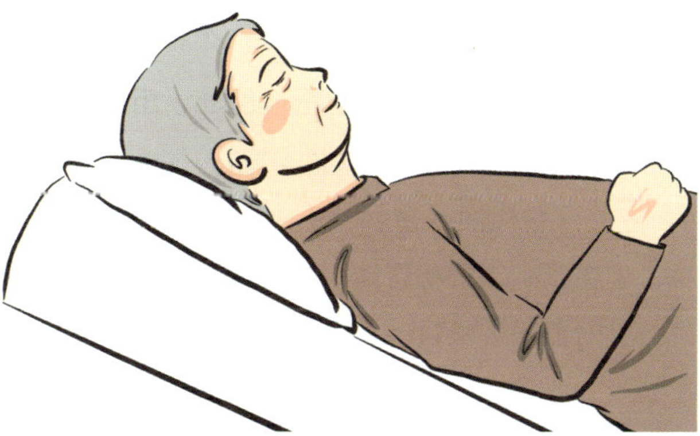

（3）起床运动：为了减少起床时突然的血压变化，患者在早上起床前应该进行几次交叉双腿运动，以刺激循环系统，稳定血压。

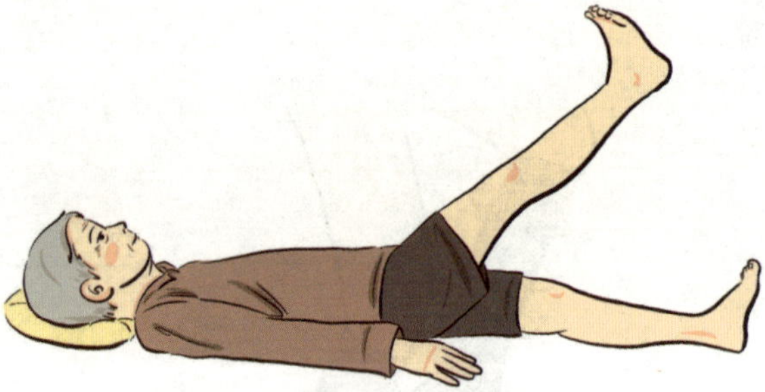

3. 药物治疗调整

（1）停用氢氯噻嗪：由于氢氯噻嗪是一种利尿剂，可能会导致体液丢失，进一步加重患者的直立性低血压，医生建议停止使用。

（2）加入扎莫特罗：扎莫特罗是一种用于缓解直立性低血压的药物，通过改善血管张力，帮助提高站立时的血压，减轻头晕症状。

（3）坦索罗辛替代特拉唑嗪：坦索罗辛和特拉唑嗪同为α-1受体阻滞剂，用于治疗前列腺增生，但坦索罗辛的副作用相对较少，尤其是在影响血压方面。因此，用坦索罗辛替换特拉唑嗪，减轻对患者血压的负面影响。

（4）氟西汀替代阿米替林：患者因情绪低落长期服用阿米替林，但由于阿米替林可能引起血压下降，因此改为使用氟西汀，它对血压影响较小，且对患者的情绪管理也同样有效。

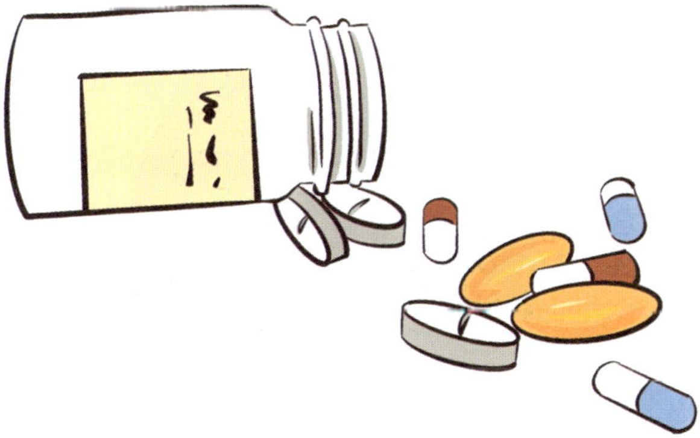

4. 后续药物治疗

在随访中，患者的头晕症状虽然有所减轻，但仍影响日常生活。为进一步改善症状，医生为患者增加了以下药物：

（1）氟氢可的松：剂量为0.1mg，每日3次。氟氢可的松是一种矿物皮质激素，通过保留钠离子和水分，增加血容量，从而提高血压，减少直立性低血压的发作频率。

（2）盐酸米多君：剂量为10mg，每日3次。米多君是一种α-受体激动剂，通过收缩血管，增加血压，特别是站立时的血压，帮助患者缓解头晕症状。

5. 血压监测

建议患者在治疗过程中定期监测自己的血压，包括平躺时血压和站立时血压，以便医生根据血压波动情况调整药物剂量和治疗方案。

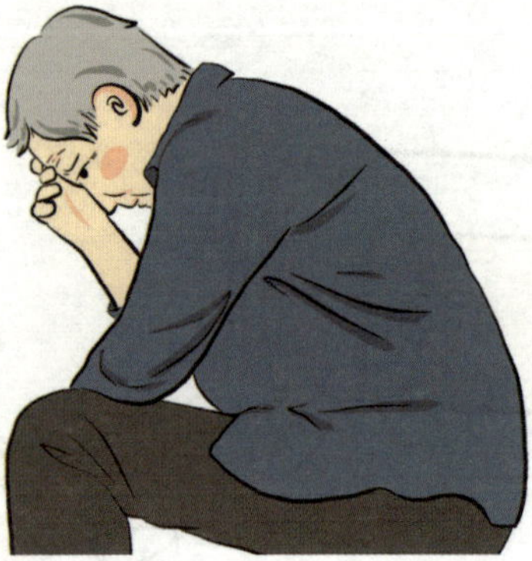

随访情况

1.第1次随访（第1个月）

（1）症状改善：患者头晕症状有所缓解，尤其在日常活动和体位变化时。起床后的头晕和视物模糊有所减轻，但仍有轻微的乏力感。

（2）血压监测：平卧位血压维持在150/76mmHg左右，站立位血压在100/65mmHg左右。虽然有改善，但站立时的血压仍低于平卧位。

（3）药物治疗：继续服用氟氢可的松0.1mg，每日3次和盐酸米多君10mg，每日3次。药物治疗对头晕症状有所帮助。

（4）非药物措施：患者每日摄入约2.5L液体，穿戴弹力长袜。床头抬高和避免快速站立的措施得到执行。

（5）生活质量：患者报告症状有所缓解，但仍需进一步调整治疗方案以提高生活质量。

2.第2次随访（第3个月）

（1）症状进一步改善：头晕症状在日常活动中的严重程度减少，尤其是体位变化时的症状减轻。

（2）血压监测：平卧位血压稳定在145/75mmHg，站立位血压改善到105/70mmHg。

（3）药物治疗：继续使用氟氢可的松和盐酸米多君，治疗效果稳定。根据患者的反馈，药物剂量和使用方式得到适当调整。

（4）非药物措施：患者持续保持适当液体和盐分摄入，避免酒精和高碳水化合物食物。非药物措施如体位变化时动作缓慢和交叉双腿运动得到执行。

（5）生活质量：患者的生活质量显著提升，头晕发生的频率减少，但仍需继续监测和调整治疗方案。

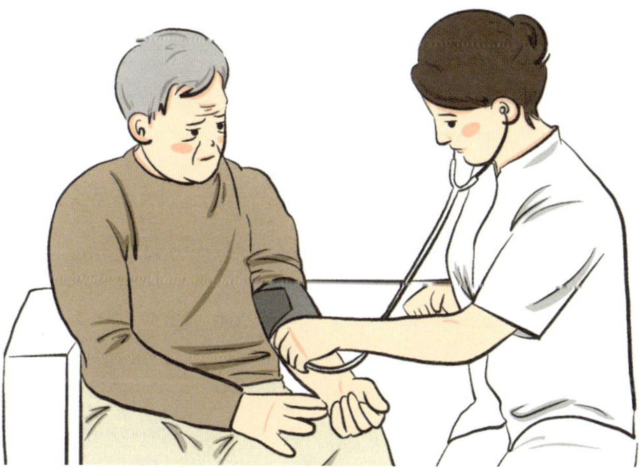

3.第3次随访（第6个月）

（1）症状显著改善：头晕发生的频率和严重程度大幅减少。患者在日常活动中的舒适度提高，体位变化时的症状几乎消失。

（2）血压监测：平卧位血压维持在140/75mmHg，站立位血压在110/72mmHg。血压稳定在较为正常的范围内。

（3）药物治疗：氟氢可的松和盐酸米多君的治疗效果良好，无明显副作用。药物剂量和使用方式维持不变。

（4）非药物措施：患者继续执行液体和盐分摄入、穿戴弹力长袜等非药物措施，并坚持避免不利的环境因素。

（5）生活质量：患者的生活质量显著提高，头晕和其他症状得到有效控制。定期血压监测和生活方式调整被纳入患者的日常管理计划。

预后情况

（1）症状缓解：患者在接受调整后的治疗方案后，症状有所缓解，但仍需注意日常生活中的血压管理和症状监控。

（2）跌倒风险：尽管药物治疗有所帮助，但老年人由于体位变化导致的跌倒风险依然存在。患者在起床时应特别小心，避免快速站立和剧烈动作，以减少跌倒的可能性。

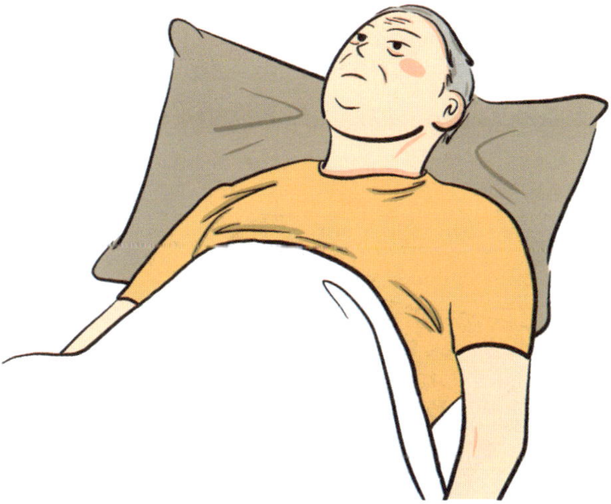

（3）心血管健康：该患者有长期高血压和糖尿病病史，这些疾病可能会影响OH的管理。持续的血压控制和糖尿病管理对于改善患者的整体健康状况至关重要。

（4）长期管理：需要定期评估患者的血压变化和药物副作用，尤其是考虑到OH可能会随着年龄增长和药物使用情况的变化而加重。

（5）进一步研究和预防：虽然现有治疗方案能够改善症状，但对OH的长期预后仍需进一步研究。特别是对于年龄较大的患者，建议定期检查卧位和站立位血压，及早发现和管理OH及其相关并发症。

讨论

本例患者的主要症状是间断性头晕，特别是在体位变化时显著，提示为直立性低血压（OH）。OH在老年人中较为常见，主要由于年龄增加、糖尿病以及某些药物的使用引起的血压调节功能减退。患者的症状表现为起床时头晕、视物模糊，血压监测显示站立位血压显著低于平卧位，符合OH的诊断标准。

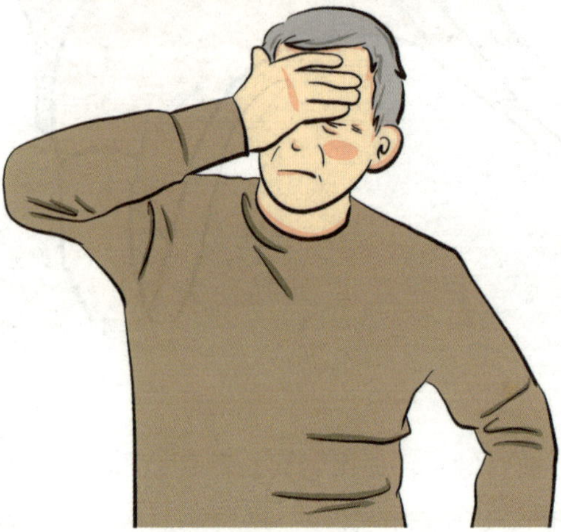

本例患者长期糖尿病和高血压病史，加之使用了可能导致OH的药物（如特拉唑嗪），这些因素共同影响了患者的血压调节机制。治疗方案中包括了药物治疗（氟氢可的松和盐酸米多君）以及非药物措施（如增加液体摄入、穿戴弹力长袜等），这些措施有效改善了患者的症状。患者的随访结果显示，头晕症状明显减轻，血压在平卧和站立位都趋于稳定，生活质量得到了显著提升。

然而，OH的治疗挑战在于如何平衡药物副作用和症状控制，特别是对于老年患者而言。虽然当前治疗方案有效缓解了症状，但长期的随访仍然必要，以监测潜在的副作用和进一步优化治疗策略。未来的研究应关注OH的长期管理和针对老年人的治疗个体化策略，以进一步提高患者的生活质量和减少并发症的风险。

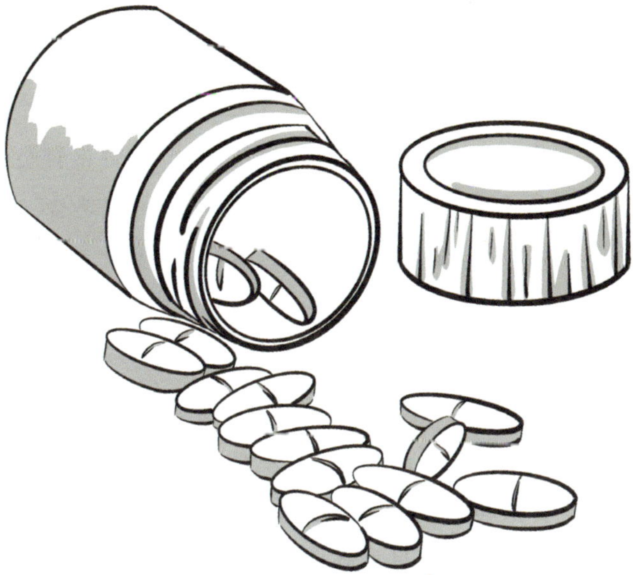

结语

在深入探讨高血压的多个方面后，我们再次确认，高血压是一个可预防、可控制的健康问题。通过及时的筛查和诊断，个体化的治疗方案，以及积极的生活方式干预，许多高血压患者能够有效地降低心血管事件的发生率，改善生活质量。

我们强调，特别是在高血压急症和并发症的管理中，及时的医疗干预至关重要。在面对突发的健康问题时，迅速评估和处理是保障患者安全的关键。此外，对于特殊人群，如老年患者、孕妇以及患有其他基础疾病的人群，其高血压管理需要更加细致和个性化的关注。

通过本书的案例分析，我们希望能够激发更多患者和公众对高血压的重视，提高健康意识，促使他们主动采取健康生活方式。现代医学在高血压的研究和治疗上也在不断进步，我们期待未来能有更多的创新疗法和更有效的管理策略，为更多人提供帮助。

最后，我们希望本书能够成为高血压患者、家属及医疗工作者的有力工具，帮助他们在高血压的管理上取得更好的效果。让我们共同努力，提升对高血压的认知，推动健康生活方式的普及，以减少高血压对个人和社会的影响。